中醫捷徑

醫學傳心錄

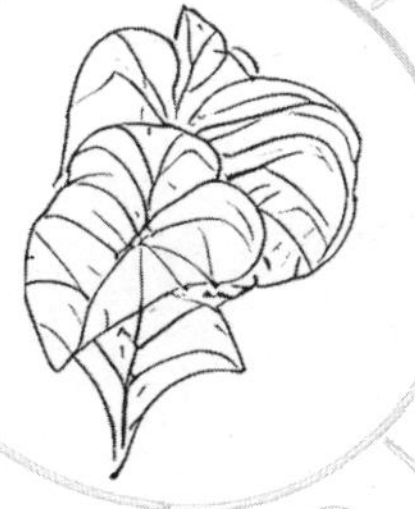

〔清〕劉一仁 著

古籍書局
THE ANCIENT WORKS BOOK LIMITED

中醫捷徑：醫學傳心錄

作　　者：（清）劉一仁 著

責任編輯：謙　和

裝幀設計：抱一工作室

出　　版：古籍書局有限公司

香港尖沙咀金巴利道 53 號

E-MAIL：qiandedushu@qq.com

發　　行：香港聯合書刊物流有限公司

香港新界荃灣德士古道 220-248 號荃灣工業中心 16 樓

印　　刷：深圳市精一瑞蘭印刷有限公司

廣東省深圳市龍崗區南嶺龍山工業區 25 號 1-3

版　　次：2025 年 5 月第 1 版第 1 次印刷

定　　價：HK$ 48.00　NT$ 200.00

ISBN 978-988-71084-4-3

Published in Hong Kong，China

序

盧　曉

此書原名「醫學傳心錄」，是錢樂天先生得自秘傳抄本，原封面題有「上海劉一仁」五字，從內容看：頗多「一仁劉氏曰」的按語，判斷原作或出自劉氏手筆。劉爲何許人？無從查考。抄本是清道光年間的，以書論之，當係醫之矯矯者。證明係師弟心傳口授的秘本。

原書大部內容，均係採輯中醫精華和先賢心法，與清末「醫家四要」頗多相同，但剪裁增刪之處，更見匠心，而簡明精要且又過之。根據卷首所述「戒勿外傳」，此舊時中醫授徒的傳統習慣。非獨醫家爲然，其他學術上的百家，亦恒多所謂「家法」「心法」，必待諸其人而後傳者。時代使然，亦含有「重視其道」的深意，未可厚非。

原書本爲指導初學而作，深入淺出，堪稱醫學入門的善本；而水準高者讀之，亦足以啓發妙悟。因亟爲刊印，定名爲「中醫捷徑」。適應初學中醫者的需要，編者重加校訂，酌增注釋，並附以必要的按語，使之簡而益明，約而益精，更便於初學。

中醫學術，至爲豐富，上自軒岐，下迄近代，著作如林。初學者每感學習中醫，如深入寶山，目迷五色，一部二十四史，不知從何讀起，因之半途畏難而退者，頗不乏人。實則，中醫學術，並不是漫無邊際，而是有系統有要點的。「得其要者，一言而終，不得其要者，流散無窮」，本書基本上達到了「既約且要」的標準。如診脈傳心訣、診脈總要、診脈六法，寥寥數語，總括了歷代脈學的精華；如病因賦七十四條，用字不多，抽繹出傷寒、温疫、雜病、婦產等科的辨證論治要點；如用藥傳心賦，治病主藥訣，四君、四物、二陳、柴胡、平胃五個主方的加減變化，提示出初學掌握常用藥物、方劑的性能特點，以及隨症化裁的訣竅。讀者不需過多時間，即可熟誦熟記，如再能徹底領悟，滲透其理，第一步就算摸着了中醫的門徑。

學問之道，貴由淺入深，循序漸進。本書雖爲初學而作，但句句均有來歷，實爲上探內難，下及各家，由博返約，化繁爲簡的精練縮寫，決不能以簡易通俗而輕視之。初學者必須在讀熟鑽透的基礎上，再進一步探源溯流，繼續提高，才可以窺見中醫的博大精深及其全部面貌。同時，還必須加强臨床實習，豐富實用技巧，積之既久，才能左右逢源。然後方足以言醫，方足以問世。

例言

一、本書內容爲診脈、湯頭、本草、病因、證治等。文多賦體歌訣，簡明扼要，便於誦記。其理論引證以經典爲主，兼採歷代名家之長。取材簡短，能使讀者提綱挈領，心目了然。

二、初得原本，係抄於清道光間，封面載有「上海劉一仁」五字，從內容看，似係劉氏所著，惟劉氏何許人也則不得而知。

三、此本因傳抄之故，差錯頗多。整理時將論述引證，皆與原著校對，推敲參考，力求確切。書中古僻字句，盡量代以通俗字句，或加注解於每節之後。湯頭歌訣中之藥名，皆以小型字旁注，免去混淆。時方藥味與原方有出入者，恐係作者臨床經驗，一律未加修改。有方無歌之處，皆以汪昂的湯頭歌補充，以便利讀者。

卷首語

按：此係藏書人告門弟子以學醫之方法，同時也介紹了本書內容和應參考的書籍。從「係屬秘本」「切不可與人看見」等語，可以看出藏書人對此本之珍視，同時也看出了舊時的醫界陋習。寫在卷首目的在介紹由淺入深的學醫方法，而不專在評論古人的醫習。

學醫之法，切不必先問人，蓋人之醫學有淺深，學問淺者，固不必言，學問深者，不獨少見，即偶有運通，時醫盛行之際，酬應紛繁，萬不能對人閑談半語，而且吝教者居多，即遇一肯教之人，再兼相好，而醫道深繁，所謂一部大清律，從何處講起，即告之者未嘗不諄諄，而聽之者究屬茫茫，有何益也。古書具在，不若買來細細先看二三遍，俟胸中精明，然後將不明處摘去求人指點，指點者，亦不過脈之浮沉遲數，必須口訣手授，此外藥性治法，書載甚明，不必屢取人厭，蓋書即是好先生，勝如請教人萬倍，免取人厭也，即有力之家，延師在堂，亦不過指點而已，仍靠自讀自思，以聽學者之疑問而自悟，所謂不憤不啓，不悱不發也。

一、先將我寄來抄本傳心錄一冊，共計八十八章，將開首十四章先讀熟。

用藥傳心賦一篇，讀之藥性大概便知矣。

治病主要訣一篇，讀之卽知每病主藥。

引經藥二行，蓋百病各有經絡，藥材衆多，非所引藥，則衆藥無所依歸，反致生害，譬如同衆拜客，無人作引，終不能入其室中，所謂無針不引綫也。

診脈傳心訣，讀之則知脈之名體，並輕重緩急虛實外表內裏，至於九道主病脈一條，人犯此脈，便難治矣，其詳在難經圖注內。

診脈總要一條，讀之舉手按脈，卽知其病症矣。

診脈六法一條，讀之卽知各部之脈，應該何如方爲不病，如若不符，卽知各部所患何病。

三部總看一條，讀之則知三部相同之脈，便知犯何病症矣。

發言須當理一條，每見初學之人，出門與人診脈，不知何病，開口便說何病，一說不着，便見人笑，而自絕其路矣，此冒失之過也。

湯頭歌要旨五章共五條，如脈息畧明，病狀已得，藥性初知，而不知古人一定之方，隨時加減，是捨繩墨而意裁曲直，棄權衡而手揣輕重，終於錯謬，蓋古人定方，必先診脈，知係何臟腑何經絡之病，即應用何經絡之藥，每方必有君臣佐使以配合，而藥味中一經炮炙，便爾更變原性，或方中之藥，各有相犯相忌相助，豈可亂用，故必斟酌盡善，始定成方，以爲加減，垂示後學，以爲準繩，若使藥性不熟，不知加減，診脈而後，舉目茫然，不知作何立方也。

病因賦一章最妙，人犯病症，一經外現，茫然不知其病因何而得，亦不知何臟腑何經絡受傷，倘看脈後，人問因何而得，係何臟腑經絡所致，如何答應，即使權爲含混，而旁有知醫之人，則竊笑矣，更有怒容相對者，尚欲行耶，故此篇一熟，一見便知，最爲簡明而該括，不獨醫人，而自己倘覺有病，亦知其何因，庶不爲庸醫所害耳。

以上自用藥傳心賦至病因賦，不過十四章，數日可熟，以下七十四章，皆以病因賦內每一句爲題，分病原治法成爲一章。其用藥湯頭猶恐人不能記憶，將一方各藥練成五言絕句，亦甚便易，如能熟知更妙，或不能熟，常常讀之，自能入腹。

藥有三百餘味，此本分寒熱温平四種，共計一百四十六味，雖缺半未全，而首面上之藥亦可足用，間有藥性不能盡列，而藥性之大概已具。

古人精義，爲醫學大綱，係屬秘本，並無坊刻，熟此一本，出而應酬，不知錯謬矣，切不可與人看見，致外人抄去，或爲人竊取也。

二、再看「圖注難經脈訣」一部，計四小薄本。

醫之一道，必先詳知脈理，臟腑經絡，五行生克，此書專講脈絡，其中有圖，有注解，惟診脈入式歌、五臟歌、七表八裏九道、下指診脈歌皆七言絕句，讀之爲妙。其餘常讀，便順口入腹，至內中卷三一本，難經有細注，可與第一卷難經圖，兩本攤於案上對看自明。

三、再看汪訒菴本草備要一部，四五薄本，專講藥性，至後另有汪訒菴先生醫方湯頭歌訣一薄本，每一湯頭僅四句爲一方，而四句之內，有一治病之要，亦醫家必須熟讀。方共三百有零，分爲二十門，亦頗易讀，譬如七言絕句三百首也，至於古方雖多，豈能個個講明，只就傷寒壞症病內最難措手之方，選四五個，以參悟其用藥之方，則不煩而心得矣。

四、再看汪訒菴所注醫方集解一部，專載古人陳方，講明古人因病立方，用藥精義，而且分明補益、發表、湧吐、攻裏、表裏、和解、理氣、理血、祛風、祛寒、清暑、利濕、潤燥、瀉火、除痰、消導、收澀、殺蟲、明目、癰瘍、經產、救急，共二十二門。凡補益等名目下，各有細注，而各方亦有細注，雖不必讀，不可不靜心三覆細看也。

至脈之生死，與所現之症候，有相合者，爲脈症相合，照湯頭加減立方自易。至有脈如此，而所現之症如彼，是爲脈症不符，凡脈與症不符者，病多難治。蓋究不知所患何症，未便冒昧以投藥，或捨脈從症，捨症從脈，必有依據，故此醫方集解一部，不可不細玩也。

四時之脈，各有不同。男女老弱，亦有不同。如春見冬脈，男見女脈，老見少脈，大不相同，有不病而脈見死，或數年，或數月，或旦夕，俱可斷，難經內圖注最詳。

左手脈三部，心、肝、腎爲臟。小腸、膽、膀胱爲腑。臟屬陰、腑屬陽，此謂三陰三陽。

右手脈三部，肺、脾、命門爲臟。大腸、胃、三焦爲腑。

診脈須將二三四指甲剪去，以便診脈，蓋人之指尖最靈，用指尖直督向下，按之則脈中動靜虛實，無微不到。若用三指平按脈上，則不得脈中之細微矣。

目 錄

診脈傳心訣

診家之要四般脈，浮沉遲數爲之則。浮沉輕重指端詳①，遲數息中分緩急②。浮而無力卽爲虛③，浮而有力便爲洪。脈沉而無力是弱④，微沉有力是爲實。遲而有力滑脈居⑤，遲而無力緩與澀⑥。數而有力爲緊弦⑦，數而無力爲芤脈⑧。浮遲卽是表間虛，沉遲卽是裏冷極。浮數原來表熱眞，沉數原來裏熱炎。此言不出古人書，是我傳心之祕識。

按：脈學講的越詳，初學的人越難領會。前人曾說：「切脈之事明於書未必明於心，明於心未必明於手」所謂「胸中了了，指下難明」。本訣以浮沉遲數為綱，浮沉易辨，遲數可數。從浮沉遲數四脈的有力無力辨出十種脈象，從浮沉二脈的遲數辨出表、裏、虛、實、寒、熱。用一百廿六字傳心。初學藉為階梯，再進窺各家脈學，由約而博即可達到真懂。

滑脈：只有崔嘉彥指出遲而有力，滑而流利，本節用遲而有力形容傳心，使初學頗易領會，舉一反三，滑數等脈自能了然於心。

芤脈：諸家皆以浮大中空形容失血脫血、孤陽脫陰之脈象，無言數者。但驗之臨床，失血脈多數，諸家皆以微數無力為失血之順脈。蓋陰血自傷，不能制火，則陽氣升騰，脈數無力，為理之必然。本節用數而無力以傳心，不為無理，故存之。

七表主病

浮爲風虛芤失血，滑爲吐逆實爲熱，弦爲拘急緊爲疼，若是洪來多發熱。

八裏主病

沉寒積痛微[9]，冷結緩主風虛澀少血，遲病冷頑伏積攻，濡弱氣血少分別[10]。

九道主病

長爲壯熱短爲食，虛脈心中多恍惚，促[11]緣積聚熱相攻，結[12]爲陰寒有所積，動[13]爲驚悸血崩淋，牢[14]爲寒痛木乘脾，代[15]爲正氣已飄離，細[16]是精枯形瘦極。

按：七表、八裏、九道之說，滑壽、戴起宗等非之。認為脈不可以表裏定名。但因一般人已習於此，且按其主病論斷多準確，故存而不改。

〔注〕①輕手按於皮膚之上即見者，謂之浮脈。重手按至肌肉之間始見者，謂之沉脈。

②一呼一吸叫作一息。一息脈來三至謂之遲脈。一息脈來六至謂之數脈。(數：讀朔，當快講。)

③虛脈，遲大而輭，按之不足，隱指豁豁然空。

④極輭而沉細，按之乃得，舉手無有者，謂之弱脈。

⑤崔嘉彥脈訣謂滑脈：「遲而有力，滑而流利」。又謂：「滑脈如珠，往來旋轉」。

⑥緩脈：一息四至，應指和緩，往來自勻。澀脈：細而遲，往來難。

⑦緊脈：來往有力，左右彈人手，數如切繩。弦脈：端直以長如張弓弦。

⑧脈經謂：芤脈浮大而輭，按之中央空兩邊實，如捻葱狀。

⑨微脈：極細而輭，按之若欲絕，若有若無。

⑩濡脈：虛輭無力，如棉絮之浮水中，輕手乍來，重手却去，主血虛。弱脈主氣虛。

⑪促脈：古人有兩種解釋，數時一止叫促脈(脈經)；脈

博急促也叫促脈（脈學輯要）。

⑫結脈：往來緩，時一止復來。

⑬動脈：古人有兩種解釋，一謂「動乃數脈，見於關上下，無頭尾，如豆大，厥厥動搖」（瀕湖脈學）。一謂「數而跳突名動」（脈學輯要何夢瑤）。

⑭牢脈：似沉似伏，實大而長，微弦。

⑮代脈：動而中止，不能自還，因而復動。且止有常數，必依數而止。

⑯細脈：細直而輭，若絲線之應指。

診脈總要

脈中義理極微玄，一診傳心卽了然。心與小腸脈洪盛，左關肝膽脈長弦，肺與大腸脈浮短，脾胃安和緩大兼，兩尺屬腎宜沉濡，此爲無病體安然。

春脈弦兮夏脈鈎，秋脈毛兮冬脈石[①]，順時爲吉逆爲凶，指下須詳辨生克。

左手人迎脈一盛，便是風寒暑濕症，惡寒發熱更無殊，四脈四症要審定。浮而無力是傷風，浮而有力傷寒症，浮而虛者暑傷心，浮而緩者濕之病，發散滲利不可差，用藥和平保元命。

右手氣口脈一盛，便是內傷飲食症。內傷勞倦脈浮洪，飲食傷脾脈洪盛。又有七情氣所纏，喜散怒弦憂澀認，悲緊思結恐爲沉，驚則脈來動不定，平其胃氣保安全，實實虛虛能損命。

左關脈實肝有餘；右關脈澀脾土虛。左關澀兮血不足；右關滑兮食積居。左尺浮芤小便血，右尺浮洪大便結，左尺遲兮陽事衰，右尺數兮相火烈。

一息四至號和平，更加一至無大痾，三至爲遲一二敗，兩息一至卽云殂，六至爲數七至極，八脫九死十難活。脈無上下陰陽絕，脈無來去本元枯，動止頻頻不久矣，直須决絕莫含糊。大凡診脈要數息，五十不止身無疾，指下欣欣生意多，雖然有病將安逸。

〔注〕①鈎：脈來疾去遲曰鈎，亦卽今之洪脈。毛：卽今之浮脈。李士材謂係浮澀，亦通。石：脈沉濡而滑也。

診脈六法

切脈下指先看心，心脈浮大為正形。浮而有力心經熱，熱主舌破小便疼。感冒風寒弦又緊，頭疼寒熱數難平。驚悸怔忡沉細弱。上焦蓄熱洪大應。（心脈）

次看肝脈弦又長，總然有病也無妨。忽然浮大風為患，緊帶洪兮瘧痢當。微澀原來陰血少。數為着怒緩為尫[1]。有餘因實知肝火。沉細為虛亦是常。（肝脈）

若逢腎脈沉無病，洪大須知陰火生。男子下元微不足，女人滑利定為娠。弦緊極虛芤下血。痛連腰脇現微沉。五心煩熱洪無力。犯着房勞數不寧。（腎脈）

右寸診之浮短澀，肺家清淨病無干。邪氣上衝多發嗽，洪大分明仔細看。弦緊必然咽燥破。數時胸府熱難安。浮而有力風外感。沉主生癰滑生痰。（肺脈）

脾家性燥宜遲緩，倘逢滑數知傷食。洪大原來胃火炙，弦緊定遭痞瘧疾。虛浮泄瀉腹膨膨。噯氣吞酸是數熱。土不制水肢浮腫，沉細而微見腎脈。（脾脈）

命門相火只宜靜，雖然沉細未爲病。若逢盛旺反成殃，陰虛盜汗肌消甚。浮洪嘔血夢遺精。滑數昏花耳聾症。遲緩多緣下部寒。女子旺時應有孕。（命門脈）

〔注〕①尪：音汪。瘦弱之意。

三部總看歌

三部俱浮肺臟風，惡寒發熱鼻難通。沉遲冷積眞元憊。弦數猖狂怒氣衝。兩手緊兮寒與食。二關緩作痹和癃。虛濡微澀陰陽竭，洪滑不堪久病逢。

麻衣決死法

青氣橫於正面，喚作行屍。黑氣橫於耳前，名爲奪命。青遮口角，扁鵲[1]難醫。黑卷太陽，盧醫莫救。白如枯骨，亦主身亡。黑若濕炭，終須壽短。

〔注〕①扁鵲：戰國，渤海人，姓秦名越人。精通醫道，以其與軒轅時扁鵲相類，乃稱之爲扁鵲。又因居於盧國，故又稱盧醫。

發言須當理

入國問俗，入門問諱，上堂問禮，臨病人問所便[①]。如問其爲病熱，則便於用寒。問其爲病寒，則便於用熱。問之一法烏容已哉。今世道不古，富貴之家，居奧室之中、幃幔之內，甚則復以帛蒙首，不言所病，令人診候，若細問因由，便謂醫業不精。既不能望形色之神，聞聲音之聖，又不能問病之工，只憑三部之巧，以决百病之死生，苟非通明之士，何能若是。故初學之法，大率診視已畢，不可便指病名，發言率易。須從脈象說起，廣引經書，以爲證據，由淺而深，說歸病症。然後徐徐問其所苦何物，所思何物，所欲何物，所疑何物，年之少長，形之肥瘦，飲食起居若何，二便通塞若何，所發之始與今之方病。病經幾日，曾服過何藥。女人天癸未行屬少陰，既行屬厥陰，已絕屬太陰。胎產之病從厥陰。婦人室女病傷寒及傷熱，須問經事若何。產後須問惡露有無多少。小兒但見憎寒壯熱，須問曾經發斑疹否。凡諸病痛，須問曾跌撲損傷否。此爲大法，務要一一詳審，卻以彼說，校吾所診，或同或異，以折衷之，則萬全之功，庶可收矣。

按：此節可以看出前人的陋習，也可以看出中醫問診的精細周密。存此並非告讀者以發言之法，蓋以此節問診條條是道，醫者不可忽視。形志苦樂，病同而治異。所喜所惡，氣味偏殊，所宜所忌，隨其稟性則迥然不同。必詳述本末，然後可以相體裁方，治之無誤。

〔注〕①問所便者，問其居處、動靜、陰陽、寒熱性情之宜也。

引經藥

手足太陽經，藁本羌活行。少陽厥陰地，總用柴胡去。手足陽明經，白芷升葛根。肺芷升葱用。脾升白芍應。心經黃連使。腎獨加桂靈。分經用此藥，愈病卽通神。

用藥傳心賦

用藥之妙，如將用兵。兵不在多，獨選其能，藥不貴繁，惟取其效。要知黃連清心經之客火。黃柏降相火之游行。黃芩瀉肺火而最妙。梔子清胃熱而如神（炒黑止血）。芒硝通大便之結燥。大黃乃蕩滌之將軍[①]。犀角解乎心熱。牛黃定其膽驚。連翹瀉六經之火。菊花明兩目之昏。滑石利小便之結滯[②]。石膏瀉胃火之炎蒸。山豆根解熱毒而治喉痹。桑白皮瀉肺邪而利水停。龍膽治肝家之熱。瞿麥利膀胱之淋。鱉甲治瘧而治癖。龜板補陰而補心。茵陳治黃疸而利水。香薷治霍亂以清襟。柴胡退往來之寒熱。前胡治咳嗽之痰升。元參治結毒癰疽，清利咽膈，沙參補陰虛嗽，保定肺經。竹葉、竹茹治虛煩而有效。茅根、藕節止吐衄而多靈。苦參治發狂癰腫。地榆止血痢血崩。車前子利水以止瀉。瓜蔞仁降痰以清襟。秦艽去骨烝之勞熱。丹皮破積血以行經。熟地補血而療損。生地涼血以清昏。白芍藥治腹疼——補而收——而煩熱上除。赤芍藥通血瘀——

散而瀉——而小腹可利。麥冬生脈以清心，上而止嗽。天冬消痰而潤肺，下走腎經。地骨皮治夜熱之勞蒸。知母退腎經之火沸。葛根止渴而解肌。澤瀉補陰而滲利。茲乃藥性之寒，投劑須當酌意。

又聞熱藥可以溫經：麻黃表寒邪之汗。官桂治冷氣之侵。木香調氣治腹痛。沉香降氣治腰疼。丁香止嘔，煖胃家之冷。藿香止吐，壯胃脘以溫。吳茱萸走小腹療寒疼。山茱萸壯腰腎以澀精。豆蔻、砂仁理胸中之氣食。腹皮、厚樸治腹內之脹膨。白豆蔻開胃口而去滯。元胡索治氣血而亦調經。附子回陽，救陰寒之藥。乾薑治冷，轉臟腑以溫。草果消溶宿食。檳榔去積推陳。蓯蓉壯陽而固本。鹿茸益腎而生精。鎖陽子最止精漏。兎絲子偏固天眞。沒藥、乳香散血凝之痛。二丑、巴豆（二位相反）攻便閉之屯。紫蘇散邪寒，更能下氣。川椒退蛔厥，核治喘升。五靈脂治心腹之血痛。大茴香治小腸之氣痛。此熱藥之主治，分佐使與君臣。

論及溫藥，各稱其能。甘草爲和中之國老。人參乃補氣之元神。葶藶降肺喘而利水，苦甜有別③。茯苓補脾虛而利滲，赤白須分④。黃芪補衞而止汗。山藥益腎而開心。莪朮、三稜消積堅之痞塊。麥芽、神麯消飲食而寬膨。順氣化痰陳皮可用。寬中快膈枳殼當行。白朮健脾而去濕。當歸補血以調經。半夏治痰燥胃。枳實去積推陳。川芎治頭疼之要藥。桃仁破瘀血之佳珍。艾葉安胎而治崩漏。香附順氣而亦調經。杏仁止風寒之嗽。五味斂肺氣之升。防風乃諸風之必用。荊芥清頭目而療崩。山查消肉食之積。細辛止少陰頭疼。紫薇花通經而墮胎。酸棗斂心汗而安神。藁本止頭疼於巔頂之上。桔梗載藥物有舟楫之能。杜仲壯腰膝而補腎。紅花甦血暈而通經。茲温藥之性氣，學者必由是而收循。

既已明於三者⑤，豈不悉舉其平。常山使之截瘧。阿魏用之消症。防己、木瓜除下焦之濕腫。菖蒲、遠志通心腹之神明。壯腰膝莫如虎骨。定驚悸當用茯神。阿膠止嗽而止血。牡蠣澀汗而澀精。羌活散風，除骨節之疼。欵冬止咳，降肺火之升。獨活、寄生理腳膝之風濕。薄荷、白芷散頭額之風疼。木賊、蒺藜退眼睛之浮翳。元明、海粉降痰火之升騰。青皮伐木。紫菀克金。五加皮消腫而活血。天花粉止渴而生津。鼠粘子清咽喉之不利。薏苡仁理腳氣之難行。琥珀安神而利水。硃砂鎮心而定驚。貝母開心胸之鬱，而治結痰。百合理虛勞之嗽，更醫蠱毒。升麻提氣而散風。牛膝下行而壯骨。利水須用豬苓。燥濕必當蒼朮。枸杞子明目以生精。鹿角膠補虛而大益。天麻治諸風之掉眩。木通治小便之秘澀。天南星最治風痰。萊菔子偏醫面食。此乃藥性之提綱，用作傳心之秘術。

〔注〕①言大黃滌除積滯的力量，好像掃蕩賊寇的猛將一樣。

②結滯：指濕熱蓄於下焦以致小便不利。

③葶藶性寒，有苦、甜兩種。苦的下泄之性急，甜的下泄之性緩。

④茯苓甘平而淡，氣味俱薄，白的偏於補，赤的偏於利。

⑤三者：指寒、熱、温三性。

治病主藥訣

頭疼必須用川芎，不愈各加引經藥：太陽羌活少柴胡，陽明白芷還須着，太陰蒼朮少細辛，厥陰吳茱用無錯。巓頂之痛人不同，藁本須用去川芎。肢節之疼用羌活，去風去濕亦其功。小腹痛用青皮治。心下痞黃連枳實從。腹痛須用白芍藥，因寒加桂熱黃柏。腹中窄狹蒼朮宜。脹膨厚樸薑製法。腹中實熱何所施，大黃芒硝功有力。虛熱虛汗用黃芪。肌膚浮熱黃芩宜。脇下疼痛往來熱，日晡潮熱[1]柴胡宜。脾胃受濕身無力，怠惰嗜臥用白朮。下焦濕腫兼火邪，知母防己龍膽草並酒黃柏。上焦濕熱用黃芩。中焦濕熱黃連釋。渴用乾葛白茯苓，半夏燥脾斯時禁[2]。嗽用五味喘阿膠。枳實黃連治宿食。胸中煩熱梔子仁。水瀉芍藥茯苓白朮。調氣必當用木香，若然氣盛又非良。補氣必須用人參，肺經有熱不相應。痰涎爲病須半夏，熱加黃芩風南星，胸中寒痰多痞塞，白朮陳皮兩件增。胃脘痛用草豆蔻，若然挾熱黃芩黃連湊。眼痛黃連當歸根。驚悸恍惚用茯神。小便黃時用黃柏，澀者澤瀉加之靈。氣刺痛時須枳殼。血痛當歸上下分。痢疾當歸白芍藥。瘧疾柴胡爲之君。滯血桃仁與蘇木。滯氣青皮與枳殼。枳殼青皮若用多，反瀉元氣宜改作。凡用純寒純熱藥，必用甘草緩其力，寒熱相雜亦用之，調和其性無攻擊，惟有中滿不食甘，臨症還須究端的。

〔注〕①晡：布，陰平。下午三點到五點的時候叫日晡。

②半夏性燥，口渴不宜用。

四君子湯加減歌

四君人參白朮茯苓甘草，補中益氣誠如寶。加入陳皮名異功散，氣虛自汗黃芪好。方加橘皮半夏六君子湯，健脾和胃無如此。香砂①配對食能消，嘔吐胃寒丁香藿香使。十全②四物四君兼，芪桂生薑大棗煎，滋血氣令脾胃壯，勞傷虛弱最爲先。養榮湯③與十全同，五味遠陳要去芎。倦瘦少顏潮有汗，夢遺龍骨牡蠣蓮鬚逢。潮熱無汗當歸白芍，半夏柴胡葛粉着。自汗陳皮黃芪熟地當歸，牡蠣烏梅酸棗白芍。心窩有汗別處無，生地陳皮當歸酸棗仁扶，麥冬白芍黃連炒，辰砂烏梅大棗四君子湯符。勞倦辛苦身無熱，麥冬五味陳皮黃芪除茯苓歇。痞滿氣壅正氣虛，陳皮當歸木香砂仁列。健忘黃芪遠志木香菖蒲，龍眼肉當歸酸棗仁良。頭疼吐水六君子，當歸黃芪木香與炮薑。氣虛短促喘無痰，人參橘紅砂仁蘇子添，桑皮當歸薑大棗化，沉香磨水木香兼。霍亂止後頭身痛，口乾發熱肢虛纏，五味當歸柴胡白芍，烏梅梔子麥冬陳皮。體重酸疼兼嗜臥，口淡惡寒小便數，六君子湯加上白芍黃連黃芪，澤瀉柴胡羌活獨活。肥人眩暈六君子湯加，川芎當歸黃芪桔梗白芷天麻。遺濁四君子湯加益智仁，陳皮黃芪熟地當歸升麻。痞滿檳榔枳實黃連，目赤血壅龍膽草添。頭疼川芎蔓荊子。瀉加白芍澤瀉茯苓煎。汗多黃芪白朮當歸身好，以後加添俱不少，腦疼藁本細辛加，額疼升麻白芷葛根甘草。口渴咽乾葛根花粉尋，有痰貝母最爲尊，嗽加五味子桑皮是，不寐宜加酸棗仁。食傷食少加神麯，麥芽枳實山查炒。虛火上炎知母黃柏添，玄參加入服之好。內熱黃芩黃連花粉施，下身無力杜仲牛膝，脚弱木瓜防己加，身熱地黃生用之。驚悸怔忡遠志茯神，石菖蒲柏子仁並煎吞，麥冬五味子同酸棗仁，山藥山萸總可尋。六君子湯遠志薏米當歸，蓮肉山查山藥輝，桔梗黃連扁豆黃芪神麯，壯健元陽助脾胃。陰虛勞嗽去人參煎，小便如常白茯苓嫌，飲食惡餐宜服此，內傷勞役效通仙。脾爲後天之本，又爲萬物之母，方之加減，多利於脾也。

〔注〕①四君子湯是：人參、茯苓、白朮、甘草四藥組成。加陳皮名異功散。加橘皮、半夏名六君子湯。加香附、砂仁名香砂六君子湯。

②十全、十全大補湯。即四君子湯和四物湯(當歸、生地、白芍、川芎)再加黃芪、肉桂、生薑、大棗。

③養榮湯、十全大補湯去川芎加五味子、遠志、陳皮名

人參養榮湯。

四物湯加減歌

四物芎歸芍地黃，女科諸症最爲良，調經養血醫虛損，胎產無如用此方。參朮茯甘號八珍，氣虛血弱稱功捷，十全加入桂黃芪，大補眞元與血虛。弱加參蘇飲號補心湯①，心虛血少夢中驚，產後感寒宜服此，不須加減妙如神。晡時發熱本陰虛，方加知柏可全除②。骨蒸勞熱柴胡黃芪鱉甲，知母仍須地骨皮。婦人經水適然來，似瘧原湯對小柴③。妊娠月水時時下，膠艾添之止漏胎④。經水過期爲血少，倍加熟地酒黃芩。經因氣阻先爲疼，香附莪朮三稜復自行。月經紫黑及先期，方入黃芩黃連共丹皮。小腹瘀經兜寒痛，桃仁烏藥香附莫遲疑。瘦婦血枯經水閉，桃仁增入本方治。肥人色淡屬瘀痰，配合二陳湯爲一劑。經水行來太去多，柴胡黃芩黃連黃柏可同科，尤加荊芥炒黑升麻羌活獨活，升提其氣自安和。方加人參白朮能安胎，胎痛砂仁紫蘇鬱自開。腹大異常胎水病，心胸氣逆如鼓硬，鯉魚湯⑤煎朮茯苓，減地芎加薑橘應。胎氣不安胸膈脹，枳殼砂仁紫蘇即宣暢。胎婦心煩號子煩，腹皮甘草梔子黃柏添爲上。川芎當歸二味佛手散，坐草臨煎可保生，若是產難生不下，草霜白芷一同行。薑炭善治產後熱，辛甘大能補心血，汗多方內減川芎，急服人參黃芪防風捷。產後血迷成血暈，去多惡露精神困，澤蘭川芎人參當歸荊芥甘草，散號清魂定血暈。黑神散減川芎入官桂黑薑，炙甘草炒黑豆生蒲黃，淨露下胞除腹痛，酒煎童便效非常。產後如何惡露少，若無別病精神好，忽然寒熱腹中痛，選用黑神散眞個巧。產後須當四物湯，大凡初產備焦薑，產後用白芍傷生氣，膩膈猶嫌熟地黃。腸滑地黃當歸皆可忌，汗多須將川芎去。血虛腹痛白芍還加，加減四物湯深藏秘。

〔注〕①四物湯合參蘇飲(人參、紫蘇、葛根、前胡、半夏、赤苓、枳殼、苦桔梗、陳皮、甘草)名補心湯。

②本方加知母、黃柏，名知柏四物湯。

③即四物湯合小柴胡湯。

④四物湯加阿膠、艾葉，名膠艾四物湯，治胎漏下血。

⑤鯉魚湯：鯉魚、白朮、茯苓、當歸、芍藥、橘紅、生薑。

二陳湯加減歌

二陳橘半茯苓草[1]，清氣化痰爲至寶。膈上不寬加枳實桔梗，火旺生痰黃芩黃連好。人參白朮加名六君子湯，健脾和胃無如此。中脘寒痰去了人參，香附砂仁炒用皆能止。飲食過飡[2]不克消，麥芽神麯山查厚樸調，再加枳實黃芩炒，何愁體弱胃脾嬌。咳嗽生痰分寒熱，熱即黃芩黃連並枳殼桔梗，寒痰枳殼砂仁配原方，化氣胸中痰自滅。風寒外感嗽何辜，二陳湯枳殼桔梗與前胡，蘇梗葉葛根杏仁桑皮能清肺，木香調氣號參蘇飲。二陳半夏性本燥，血虛發渴皆不要，四物湯中不必加[3]，貝母代之專奪效。又有風痰疾病生，天麻白附子皂角子南星[4]。濕痰在胃身多軟，二朮仍須配二陳湯。火鬱胸中老痰結，滯在喉中咯不絕，瓜蔞香附桔梗黃連枳殼，少佐元明粉痰自滅。痰在經絡及四肢，薑汁還將竹瀝施。脇間白芥子痰自除，脾胃有痰須枳實。温膽湯加竹茹枳實[5]，寧神豁痰爲第一。若加枳實共南星，湯號導痰[6]能利膈。去甘草陳皮七氣湯[7]，加添紫蘇厚樸與大棗生薑，散鬱消痰兼理氣，姙娠惡阻[8]用之良。嘔血皆因胃火熾，脈來洪數嘔連綿，急用二陳湯加枳實，竹茹薑汁炒黃連。若還藥石難吞下，檳榔少許木香煎。五六日來嘔不休，心中脹悶手難揉，多加枳實厚樸黃芩黃連白芍，便秘芒硝大黃一服瘳。嘈雜噯氣一般看，胸中積熱與停痰，石膏香附並南星藿香，二陳湯加減有何難。悶脹吞酸與吐酸，本方加入炒萸連。水停心下名爲飲，枳實茯苓豬苓利二便。此是二陳湯加減方，休將浪與及輕傳。

〔注〕①二陳湯：是陳皮、半夏、茯苓、甘草四藥組成。

②飡：與餐同。

③四句是說：血虛咳嗽，雖然有痰，但因口渴，不宜用辛燥藥。用二陳湯去半夏，加貝母，合四物湯。

④風痰，用二陳湯加天蔴、白附子、皂角子、南星。濕痰用二陳湯加蒼朮，白朮。

⑤二陳湯加竹茹、枳實名温膽湯。

⑥二陳湯加枳實、南星名導痰湯。

⑦二陳湯去甘草、陳皮、加紫蘇、厚樸、生薑、大棗名七氣湯，也叫四七湯。

⑧惡阻：懷孕發嘔。

小柴胡湯加減歌

柴胡半夏人參黃芩甘草，少陽經病誠爲寶，往來寒熱日晡時，嘔而脇痛用之好。本經合病在陽明，口渴而煩乾嘔頻，目痛鼻乾眠不得，葛根知母白芍炒黃芩。心中痞滿熱猶盛，枳實桔梗加之有神應。若還痞滿不能寬，小陷胸湯[1]可兼併。汗少唇焦口乾渴，飲水無休倚黃連乾葛，若還不解卻如何?竹茹石膏加一撮。汗後渾身壯熱煩，妄言乾嘔更呻吟，黃連解毒湯同煎食，一服頃刻卽太平。煩渴瀉利熱又增，卻用原方配四苓散；若是發黃小便赤，黃芩黃連知母黃柏再加增。大便硬兮口渴涸，黃連厚樸瓜蔞枳殼；若還便結不通時，大柴胡湯[2]用無錯。身熱惡風口不乾，本方須合桂枝湯[3]。若是唇焦煩渴甚，可將白虎湯[4]配原方[5]。胸煩不嘔減半夏人參，本方倍入瓜蔞仁。渴除半夏加知母花粉。腹痛加白芍去黃芩。脇熱腹痛黃連白芍炒。痰多貝母瓜蔞保。嘔加薑汁竹瀝陳皮。咳嗽須加五味好。脇下硬痛加青皮牡蠣。茯苓主溺難心下悸。痞而胸脇脹滿時，牡蠣及乾薑書家秘。胸滿而咳去人參大棗，須加五味子乾薑好。津虛發熱多飲水，麥冬五味子加之人參去了。胃虛不實大便溏，芍藥豬苓兩物幫。遺精不固陰虛弱，牡蠣還添知母黃柏良。潮熱不渴欲近衣，減卻人參用桂枝。春温發熱嗽而渴，五味子瓜蔞去半夏宜。温病惡熱不惡寒，柴胡人參去了茯苓攢，桂枝葛根白芍升麻大棗，咽疼還須甘草桔梗嘗。過經[⑥]胸脇滿嘔潮，柴胡湯內加芒硝。温瘧渴煩兼惡熱，白虎湯小柴胡湯二方調。傷寒日久爲過經，表裏俱無用此行，若是邪多元氣弱，重加麥冬五味及人參。痓後又因勞食復，壯熱心悸痰氣促，還須温膽湯配原方[⑦]，急服令人愈最速。發熱晝安而夜劇，名爲邪熱入血室，牡丹皮生地黃柏黃連梔子，知母當歸還可給。若還晝劇而夜安，知母黃連梔子地骨皮看。日夜潮熱俱不退，方加四物湯共梔子黃連。汗後津枯二便秘，除卻半夏加生地，黃芩白朮陳皮當歸白芍麥冬，若還燥甚煩他治。主方何以柴胡黃芩列？味苦以發轉邪熱，止嘔除痰半夏宜，性能下氣味辛烈，表不足兮緩以甘，人參甘草緩中央，調和營衛須薑棗，和解無如用此良。

〔注〕①小陷胸湯見四十八頁。

②大柴胡湯見四十七頁。

③桂枝湯見四十六頁。

④白虎湯見四十六頁。

⑤⑦原方：指小柴胡湯。

⑥過經：傷寒論「傷寒十三日不解，胸脇滿而嘔……潮熱者實也，先以小柴湯以解外，後以柴胡加芒硝湯主之」。

平胃散加減歌

平胃陳皮蒼朮厚樸甘草尋，健脾燥濕用調停，胸前飽悶如傷食，嘈雜吞酸總可行。飲食失節脾胃傷，香附砂仁枳實木香幫；食積麥芽神麴炒，肉積山查草果良。生冷瓜果如停滯，更入乾薑青皮是。酒傷黃連葛花烏梅加。嘔吐丁香烏梅藿香半夏記。熱積停兮便不通，檳榔枳實大黃攻。若還冷積難消化，乾薑肉桂莪朮三稜巴豆供。濕熱相蒸口作酸，香附砂仁還要炒黃連，吳萸梔子枳實同煎入，嘈雜須加川芎白芍餐。異鄉水土不相宜，加入香附砂仁藿香半夏奇，吐瀉更添茯苓白朮好，炒苡仁山藥及烏梅。泄瀉如逢穀不化，五苓①配合眞無價。食停倒飽是脾虛，異功②更入香砂下。霍亂吐瀉用何方？去蒼朮換白朮二陳襄，腹皮紫蘇藿香白芷，生薑大棗水煎嘗③。轉筋再用木瓜幫，腹痛還宜白芍木香，冷痛乾薑加肉桂，痞滿青皮枳實良。不吐不瀉乾霍亂，本方加入香附砂仁拌，木香枳殼肉桂藿香乾薑紫蘇，腹中硬痛檳榔山查驗。胃寒嘔吐入丁香，肉桂乾薑用最良，虛汗唇青四肢冷，去陳加附子及茴香。

〔注〕①五苓散：茯苓、豬苓、白朮、澤瀉、桂，與平胃散配合，名胃苓湯。

②異功散：人參、茯苓、白朮、陳皮、甘草，是四君子湯、補脾湯的加減，主要作用在溫中、和氣，與平胃散、香附、砂仁配合，成爲溫中、補脾、燥濕、化食的方劑。

③平胃散去蒼朮、加白朮、半夏、茯苓、大腹皮、紫蘇、藿香、白芷、生薑、大棗，名藿香正氣散。治霍亂吐瀉。

病因賦

夫百病之生也，各有其因，因有所感，則顯其症。症者病之標；因者病之本。故內經有曰：「知標本者，萬舉萬當。未知標本，是謂妄行」。

蓋百病皆生於六氣，諸症莫逃乎四因。傷寒症傳變六經，必須熟認。瘟疫病感冒四氣，務要先明。內傷脾胃者，辨有餘與不足。外感熱病者，知夏熱與春温。卒中風因有四端，治分三中。破傷風原有三種，治別三經。中暑有動靜之異。受濕有內外之分。火有七說，痰有十因，氣有九論，鬱有六名。瘧犯暑風，更兼痰食。痢因濕熱，及受積停。嘔吐者，胃氣逆而不下。泄瀉者，脾氣傷而不平。霍亂，脾寒傷食所致。痞滿，脾倦積濕而成。呃逆者，胃氣之不順。咳嗽者，肺氣之不清。噯氣皆由於痰火。咽酸盡爲乎食停。中滿臌脹者，脾虛不運。噎膈翻胃者，氣食相凝。喘急有虛有實。痙症有陰有陽。五積六聚，總是氣凝其痰血、五勞六極，皆是火爍乎天眞。吐血出於胃腑。衄血本乎肺經。痰涎血，屬於脾臟。咯唾血，屬於腎經。牙宣者，陽明之熱極。舌衄者，少陰之火生。腹中窄狹，而痰火各別。胸中煩熱，而虛實可分。驚悸，痰迷恐懼所致。健忘，血少憂鬱而成。癲狂者，分心肝之熱極。癇症者，尋痰火之重輕。便濁有赤白之異。汗出有自盜之名。九種心疼，痛在胃脘。七般疝氣，病在厥陰。脇痛有兩邊之別。頭風有左右之分。腰痛腎虛而或閃挫。腹痛寒氣而或食停。痿症不足與濕熱。痹症寒濕與風乘。四種遺精，心腎不能既濟。五般黃疸，濕熱薰蒸而成。眩暈者無痰不作。消渴者無火不生。不寐者，痰火旺而血少。多睡者，脾胃倦而神昏。大便秘乃血液燥結。小便閉乃氣滯不行。痔疾、陽風濕熱所致。發斑、癮疹風熱所成。耳聾者腎虛之故。目疾者肝火之因。齒疼乃胃熱蟲蛀。喉痹乃火動痰生。鼻塞者肺氣之不利。口瘡者脾火之游行。女人經水不調，皆是氣逆。寡婦心煩潮熱，多是鬱生。帶下沙淋，由於濕熱。血山崩漏，爲損任衝。胎孕不安，治有二理。產後發熱，原有七因。茲有七十四種之病，畧舉其槪而賦云。欲知其備，後論詳明。看方猶看律，用藥如用兵，機無輕發，學貴專精。

百病皆生於六氣

六氣者，風、熱、濕、火、燥、寒也。原病式[①]云：

「諸暴强直[②]、支痛[③]、緛戾[④]、裏急、筋縮，皆屬於風。足厥陰風木乃肝膽之氣也。

諸病喘、嘔、吐酸、暴注、下迫[⑤]、轉筋、小便混濁、腹脹大鼓之如鼓、癰疽瘍疹、瘤氣[⑥]結核、吐下霍亂、瞀鬱、腫脹、鼻窒[⑦]鼽衄[⑧]、血溢、血泄[⑨]、淋秘[⑩]、身熱惡寒、戰慄、驚惑、悲笑譫妄、衄衊血汚[⑪]，皆屬於熱。少陰君火乃眞心小腸之氣也。

諸痙强直、積飮、痞隔中滿、霍亂吐下，體重胕腫肉如泥按之不起，皆屬於濕。足太陰濕土乃脾胃之氣也。

諸熱瞀瘛、暴瘖、冒昧[⑫]、躁擾[⑬]、狂越[⑭]、罵詈驚駭、胕腫疼酸、氣逆衝上、禁慄[⑮]如喪神守、嚏、嘔、瘡瘍、喉痹、耳鳴及聾、嘔涌[⑯]溢食不下、目昧不明、暴注、瞤瘛、暴病暴死，皆屬於火。手少陽相火之熱乃心包絡三焦之氣也。

諸澀枯涸、幹勁皴揭[⑰]，皆屬於燥。手陽明燥金乃肺與大腸之氣也。

諸病上下所出水液澄徹清冷、症瘕、㿗疝、堅痞、腹滿急痛、下利清白、食已不飢、吐利腥穢、屈伸不便厥逆禁固⑱，皆屬於寒。足太陽寒水乃腎與膀胱之氣也。」

一仁劉氏曰：風有風寒、風熱。風寒者，發散祛風，則風自解。風熱者，疏散熱鬱，則風自平。熱有虛熱、實熱、熱鬱。虛熱者補之，實熱者泄之，鬱熱者散之。濕有寒濕、風濕、濕熱、濕氣。寒濕者熱藥燥之，風濕者風藥勝之，濕熱者寒藥清利之，濕氣者氣藥通暢之。寒有內寒、外寒、虛寒。內寒者溫中爲急，外寒者發表爲先，虛寒者壯陽兼固本。燥有熱燥、寒燥、風燥。熱燥者清熱，寒燥者溫經，風燥者祛風，亦必以養血潤燥之藥爲君。

〔注〕①原病式：即「素問玄機原病式」。是劉河間根據素問及王太仆注摘輯。

②暴：突然。强直：肌肉僵硬，屈轉不便。

③支痛：筋肉拘攣，不柔作痛，須忍痛支持。

④緛：音軟。當縮字講。戾：是乖戾。緛戾：是說筋縮裏急、乖戾失常。

⑤暴注：突然暴瀉。下迫：腹痛下墜、窘迫急痛。

⑥瘤氣：也叫赤瘤丹。

⑦窒：音至。鼻窒：鼻塞不通。

⑧鼽：音裘。鼻流清涕。衄：在這是鼻孔流血。

⑨血溢：血從上竅而出。血泄：血從大小便而出。

⑩淋：小便淋澀。秘：大便秘結。

⑪衊：音滅。汚：音烏。衄衊血汚：是衄出黑血。

⑫冒昧：昏憒的意思。

⑬躁擾：煩熱躁動，擾亂不寧。

⑭狂越：精神錯亂，言行失常。

⑮禁慄：口噤戰慄。

⑯涌：東西向上升。

⑰皴：音村。皴揭：皮膚啓裂。

⑱厥逆禁固：四肢逆冷，屈伸不便。

諸症莫逃乎四因

四因者，氣、血、痰、食也。丹溪[1]治病：用四君子湯以治氣，四物湯以治血，二陳湯以治痰，平胃散以治食，多用此四方爲主，更參以鬱法治之，故藥不繁，而多中於病。

〔注〕①丹溪：朱震亨、字彥修，元、義烏人，學者尊之曰丹溪翁。發明相火的根源，爲陽常有餘陰常不足之論。著有宋論、格致余論、局方發揮，傷寒論辨、外科精要發揮、本草衍義補遺、金匱鈎玄、脈訣指掌病式圖說、活法機要、脈因證治等書。門人又集其緒論，爲丹溪心法，丹溪醫要、丹溪治法、丹溪治法心要等書。

傷寒症傳變六經必須熟認

霜降以後春分前，傷寒即病六經[①]傳，傳過六經當自愈[②]，請觀素問[③]不虛言。若然兩感傷寒症，一日兩經表裏病，水漿不入不知人，六日之間當殞命。是故傷寒不服藥，待過七日無差錯；七日之中一劑差，變成壞症終耽擱。陽盛格陰[④]須細察，陰盛格陽[⑤]必須研，表裏陰陽明的確，汗、溫、吐、下用無偏。

太陽經證用藥訣

太陽經證惡寒先，身熱頭疼脊痛連。有汗傷風脈浮緩[⑥]，無汗傷寒脈緊弦。無汗麻黃湯可汗，汗多宜以桂枝[⑦]煎，時藥香蘇加減用，對經中病即時痊。初病原來是太陽，即宜發表便安康，若然誤用陽明藥，引入肌中熱不涼。

陽明經證用藥訣

陽明經證熱如湯，不惡寒兮減去裳[8]，目痛鼻乾眠不得，脈浮洪滑數而長，法用解肌微取汗，升麻葛根最爲良。太陽傳症到陽明，劑用升麻[9]病卽輕，若犯小柴胡一劑，邪卽傳入少陽經。

少陽經證用藥訣

少陽寒熱往來更，口燥咽乾胸脇疼，乾嘔脈弦兼重聽[10]，小柴和解卽安寧。陽明傳入少陽經，一劑柴胡熱便清；若用麻黃重發汗，變爲蓄血反蒸蒸[11]。少陽經證未全除，若用將軍[12]下卽虛，痞氣結胸從此致，請君臨症莫含糊。

太陰經證用藥訣

太陰經證當惡熱，脈沉有力來無歇，舌苔氣急煩躁增，白虎投之休膽怯。太陰惡熱煩躁並，口乾舌苔心下悶，二便自利病居中，黃連瀉心湯最應。太陰惡熱多口渴，煩躁腹滿大便數，黃芩芍藥兩相須，更加甘草和中藥。太陰經證身惡熱，更兼腹痛將危絕，腹部連朝結不通，桂枝大黃湯最捷。太陰經證表尚熱，內有煩躁便且結，腹中滿悶舌中苔，大柴胡湯登時捷。

少陰經證用藥訣

少陰經證身體涼，惡熱煩躁手足揚，口渴舌苔腹滿硬，大小便秘語言狂，或爲下利純清水，此皆邪熱胃中藏，法用苦寒攻下劑，急投三味小承湯。

厥陰經證用藥訣

厥陰經證身厥冷，煩躁去衣腹滿硬，舌捲囊縮氣上衝，發狂譫語將殞命。寄語醫家不用忙，要知生死脈中詳，生脈來時沉有力，大承急下即安康；死脈來時微且亂，若然投劑即乖張。

三陰厥逆之症，實非眞寒，乃假寒也。外雖厥冷，內有實熱。內經云：亢則害、承乃制。熱極反兼寒化，陽盛格陰，熱深厥亦深也。表雖厥冷，非比太陽惡寒之症。如初病太陽，後次第傳至三陰，必先揚手擲足、揭去衣被、狂亂不寧、大小便秘結，復至沉靜厥逆。醫家至此，不可不察病情，誤投熱藥，殺人不遠。

直中三陰眞寒證用藥訣

元氣衰微邪易侵，寒邪直中入三陰。三陰經證須分治，愼勿模糊不用心。太陰直中惡寒時，脈息沉遲弦滑微，肚腹疼來兼吐瀉，理中一盞急須施。太陰直中身惡寒，更兼發熱瀉難安，頭疼體痛並腹痛，桂枝參朮炒薑甘。太陰直中脈沉微，四肢厥逆痛如笞⑬，面色凄凄神不足，大小便利四逆宜。

少陰直中體惡寒，發熱頭疼面色蒼，身如被杖⑭且無汗，麻黃附子細辛湯。此症分明似太陽，如何又作少陰詳?只因脈息沉遲澀，故與溫經發表湯。少陰直中惡寒風，身熱頭疼體痛凶，口不渴兮身有汗，桂枝附子甘草從。此症如何作少陰?脈沉微弱惡寒深，外雖有熱非眞熱，陰盛格陽當記心。

直中厥陰身厥冷，小腹疼痛連陰莖，脈息沉遲弦且微，當歸四逆湯宜審。

直中三陰寒證，惡寒身不熱、色青、不渴、大小便自利、其脈沉遲，人皆可知。如或反常，實難知也。如身熱面赤、大小便自利、口乾，醫家至此，但當察其脈勢雖大，來意虛豁力薄，不渴；或沉遲弦滑而微，形氣有不足之象，俱爲寒症。或服凉藥太過身熱不退亦然。此非眞熱，乃假熱也。蓋因寒邪太盛，逼出虛火，游行於外。內經云陰盛格陽，若不用心審察而用苦寒之劑，决死無疑。大抵傷寒症，陽證見陰脈死；陰證見陽脈生。蓋傷寒之邪，乃外來之邪，必得元氣相敵。元氣屬陽，故見陽脈而生。見陰脈而死，元氣絕也。陽者脈大而有力不亂，陰者脈小而虛微至亂。

調治傷寒之法，先須識症，察得陰陽、表裏、寒熱、虛實，親切覆審，汗、吐、下、温、和解之法治之，庶無差錯。先觀兩目或赤、或黃，次看口舌有無苔狀，後以手按其心胸至小腹有無痛滿，再問其所苦、所欲、飲食起居、大小便通利若何、並服過何藥、曾經汗下否，務使一一明白，脈症相對，然後用藥，庶幾無差。若有一毫疑惑，不敢强治。故君子不强其所能。如見利妄動，視人命如螻蟻，非君子之用心也。

（一）看傷寒先觀兩目，或赤或黃。赤爲陽毒，六脈洪大有力燥渴者，輕則三黃石膏湯，重則大承氣湯。

（二）再看口舌有無苔狀：舌白色者，邪未入裏，屬半表半裏，宜小柴胡湯和解。舌上黃苔者，胃腑有邪熱，宜調胃承氣湯下之。大便燥實、脈沉有力而大渴者，方可下。舌上黑苔生芒刺者，是腎水克於心火也，十有九死，急用大承氣湯下之，此邪熱已極也。

凡傷寒舌苔厚燥，用井水浸青布片子，於舌上洗淨後，用生薑片子時時浸水刮之，其苔自退。

（三）次以手按其心胸至小腹有無痛處：

（1）若按心下硬痛手不可近，燥渴譫語，大便實，脈沉實有力，爲結胸證，急用大陷胸湯加枳殼、桔梗下之。

（2）若病人自覺心胸滿悶，按之而不痛者，爲痞滿也，宜瀉心湯加枳殼、桔梗，其效如神。

（3）若按之小腹硬痛，當問其小便通利否。如小水自利、大便黑，兼或身黃、譫語、燥渴、脈沉實者，則知蓄血在下焦，宜桃仁承氣湯。下盡黑物則愈。

（4）若按之小腹脹滿不硬痛，小便不利，則知津液留結即溺澀也。宜五苓散加木通、梔子利之；亦不可太利，恐耗竭津液也。

（四）凡治傷寒若煩渴欲飲水者，因內水消竭，欲得外水自救。大渴欲飲一升，僅可與一碗，寧令不足，不可太過。若恣飲過量，使水停心下，則爲水結胸；若水射於肺，爲喘、爲咳；留於胃，爲噎、爲噦；溢於皮膚，爲腫；蓄於下焦，爲癃；滲於腸間，則爲利下；皆飲水多之過也。不可不與，又不可強與，與之常令不足爲宜。

（五）凡治傷寒若經十餘日以上尚有表證宜汗者，以羌活沖和湯微汗之。十餘日若有裏證宜下者，以大柴胡湯下之。蓋傷寒過經，正氣多虛，恐麻黃承氣⑮太峻。誤用麻黃，令人亡陽；誤用承氣，令人不禁。若表證尚未除，而裏證又急，不得不下者，只可用大柴胡湯通表裏而緩治之。又老弱及氣血兩虛之人有下證者，亦用大柴胡湯下之，不傷元氣。如其年富力盛者，不在此例，從病制宜。

（六）若先起頭疼發熱惡寒，以後傳裏，頭疼惡寒皆除，而反怕熱，發渴譫語。或潮熱自汗，大便不通。或揭去衣被，揚手擲足。或發斑黃狂亂。此為陽經自表傳入陰經之熱證，俱當攻裏之藥下之。設或當下失下而變症出，手足乍冷乍温者，因陽極發厥，即陽證似陰，名曰陽厥，外雖厥冷，內有熱邪，以承氣湯下之。又有失於汗下，或本陽證誤投熱藥，使熱毒深入，陽氣獨盛，陰氣暴絕，登高而歌，棄衣而走，詈[16]罵叫喊，燥渴欲死，面赤眼紅，身發斑黃，或下利純清水，或下利黃赤，六脈洪大，名陽毒發斑證，輕則消斑青黛飲，重則三黃石膏湯去麻黃、豆豉，加大黃、芒硝下之。令陰氣復而大汗解矣。

（七）病初起無頭疼，無身熱，就便怕寒，四肢厥冷，腹疼吐瀉，引衣踡臥，不渴，或戰慄，面如刀刮，口吐涎沫，脈沉細無力，此為寒邪直中陰經，即眞寒證。不從陽經傳來，當用熱藥温之。如寒極手足厥冷過肘膝者，因寒極發厥，謂之陰厥。宜四逆湯温之。

（八）凡腹滿腹疼皆是陰證，只有微甚不同，難以一概施治。腹疼不大便，桂枝加芍藥湯；腹痛甚者，桂枝大黃湯。若自利腹疼，小便淸白，當温之，理中湯、四逆湯。

看微甚用藥，輕者五積散，重者四逆湯。

（九）又有初起外感寒邪、內傷生冷，內既伏陰，內外皆寒。或本眞陰，誤投涼藥，陰氣獨盛，陽氣暴絕。以致病起卽手足厥冷、腰背強重、頭疼眼眶疼、嘔吐煩悶、下利腹痛、身如被杖、六脈沉細、渴不思飲。以後毒氣漸深，入腹攻心，咽喉不利，腹痛轉甚，心下脹滿、結硬如石，燥渴欲死，冷汗不止，或時鄭聲，指甲青黑，此名陰毒症，速炙關元、氣海二、三十壯（關元穴在臍下三寸、氣海穴在臍下一寸五分）。或葱熨臍中，內服回陽急救湯。令陽氣復而大汗解矣。

（十）傷寒發狂奔走人難制伏，宜於病人室中生火一盆，將好醋一大碗澆於火上，令病人聞之卽安。

（十一）傷寒鼻衄不止，用水紙搭於頂門，再用梔子炒黑爲細末，吹入鼻內，其血卽止。然成流久不止者，方可用此方。如點滴不成流者，邪在經未除，不可用此法。

（十二）傷寒與傷暑俱有發熱，當明辨之。蓋寒傷形；暑傷氣。傷寒則惡寒而脈緊；傷暑則惡熱而脈虛。以此爲異。

（十三）凡入瘟疫之家，以麻油塗鼻孔中，則不相傳染。既出以紙拈探鼻深入，令嚏之爲佳。又方以雄黃、蒼朮爲細末，香油調敷鼻內。或單用雄黃末，水調塗鼻內，雖與病人同臥，亦不傳染。

麻黃湯

麻黃湯桂枝，杏仁甘草施，傷寒無汗症，發表不宜遲。

桂枝湯

桂枝湯芍藥，棗薑甘草着，發散衞間邪，傷寒自汗[17]卻。

香蘇飲

香蘇飲紫蘇，香附宜多用，陳皮共甘草，表裏盡和平。

葛根湯

葛根湯芍藥，甘桂麻黃加，太陽合陽明，無汗應須發。

升麻葛根湯

升麻葛根湯，芍藥甘草幫，陽明身發熱，一服卽平康。

白虎湯

白虎湯石膏，知甘粳米熬，渴煩並氣急，脈實正相招。

黃連瀉心湯

黃連瀉心湯，一味五錢煎，燈心二十條，煩熱卽平安。

黃芩湯

黃芩湯芍藥，甘草須共着，大棗用二枚，熱服有奇效。

桂枝加大黃湯

桂枝大黃湯，芍草棗薑煎，太陰腹滿疼，便秘用之安。

大柴胡湯

大柴胡半芩，芍藥安脾經，大黃共枳實，一解一通行。

小承氣湯

小承氣大黃，厚樸枳實襄，便鞭胸痞滿，微下卽安康。

大承氣湯

大承氣硝黃，枳樸四般安，痞滿燥實症，潮熱盡能痊。

理中湯

理中湯白朮，參薑甘草炙，吐瀉腹中疼，脈沉寒氣疾。

桂枝人參湯

桂枝人參甘，白朮乾薑兼，中寒身發熱，腹痛瀉能痊。

四逆湯

四逆湯附子，炮薑甘草炙，寒症脈沉微，助起三陽熾。

麻黃附子細辛湯

麻附細辛湯，寒中少陰方，脈沉身發熱，怕冷面色蒼。

桂枝附子湯

桂枝附子湯，炙草三味强，少陰頭體疼，薑棗是良方。

黃芪建中湯

黃芪建中湯，止汗是良方，桂枝甘芍藥，薑棗及飴糖。

小半夏加茯苓湯

半夏茯苓湯，生薑搗汁良，水停心下症，一服即安康。

附子瀉心湯

附子瀉心湯，芩連與大黃，惡寒汗不止，心下痞相當。

小陷胸湯

小陷胸黃連，瓜蔞半夏煎，結胸捫摸疼，除熱去痰涎。

大陷胸湯

大陷胸甘遂，硝黃俱下墜[18]，大結[19]痛難禁，服此登時退。

黃連解毒湯

黃連解毒湯，梔芩柏四良，大黃除熱毒，便血厥陰狂。

化斑湯

發斑煩躁渴，宜用化斑湯，白虎湯犀角，元參合一方。

茵陳蒿湯

傷寒身發黃，茵陳蒿最良，大黃梔子共，通利卽安康。

桃仁承氣湯

桃仁承氣湯，蓄血症如狂，桂枝同甘草，芒硝與大黃。

枳實梔子湯

梔子豆豉湯，枳實三味强，能醫勞復熱，其實是仙方。

温膽湯

温膽湯二陳[20]，竹茹枳實增，病後不能睡，虛煩卽安寧。

當歸四逆湯

當歸 通草 甘草 桂枝 芍藥 細辛 大棗 內有久寒加生薑、吳茱萸。

三黃石膏湯

黃芩 黃柏 黃連 梔子 麻黃 豆豉 石膏。

五苓散

白朮 澤瀉 豬苓 茯苓 桂

消斑青黛飲

青黛 梔子 黃連 犀角 知母 元參 生地 石膏 柴胡 人參 甘草 薑棗。

回陽急救湯

回陽急救用六君，桂附乾薑五味羣，加麝三厘或膽汁，三陰寒厥見奇勳。

羌活沖和湯（即九味羌活湯）見五十二頁

桂枝加芍藥湯即桂枝湯重用芍藥

〔注〕①六經：太陽、少陽、陽明、太陰、少陰、厥陰。

②傳過六經當自愈，指傳過六經，險期已過，可不藥而愈也。「是故傷寒不服藥，待過七日無差錯」之意亦同。

③素問：是中國最古老的一部醫書，與靈樞合稱黃帝內經。作者姓名不詳，據後人考證，認爲是戰國時代的作品。

④陽盛格陰：是由於陽氣太盛，致陰氣不得相入。內裏雖是眞熱，外面却現身肢厥冷等假寒之象。

⑤陰盛格陽：是由於陰氣太盛，致陽氣不得相入。內裏雖是眞寒，外面却現面赤發熱而煩等假熱之象。

⑥有汗傷風句：是指仲景傷寒論裏的中風而言。其症：發熱汗出、惡風、脈浮緩……

⑦桂枝煎：煎桂枝湯也。

⑧減去裳：脫去衣服。是形容病人不惡寒反惡熱。

⑨劑用升麻：指的是升麻葛根湯。

⑩重聽：耳聾。

⑪蒸蒸：發熱的樣子。

⑫將軍：大黃的別名。此處是指一切峻瀉藥說的，並非單指大黃。

⑬笞：音痴。古時拷打犯人的竹杖子。痛如笞：疼痛得像被笞刑拷打了一樣。

⑭杖：舊時刑具的一種。身如被杖：是說身體疼痛得像受了杖刑一樣。

⑮麻黃承氣：麻黃湯、承氣湯。

⑯詈：音利。罵也。

⑰傷寒自汗却：是指發熱自汗出的太陽中風而言。

⑱硝黃俱下墜：是說芒硝、大黃都有瀉下的作用。

⑲大結：卽大結胸證。從心下至少腹，鞕滿而痛手不可近的，叫作大結胸。

瘟疫病感冒四氣務要先明

丹溪曰：春應温而反寒，夏應熱而反涼，秋應涼而反熱，冬應寒而反温，此非其時而有其氣。是以一歲之中，長幼之病皆相似者，名曰瘟疫病也。其病初憎寒壯熱、頭疼身痛、口渴、不惡風寒，治以人參敗毒散表之、小柴胡湯和解之；裏症見者，以大柴胡湯下之。

人參敗毒散

敗毒散人參茯苓，前胡羌活柴胡獨活增，桔梗川芎甘草枳殼，薄荷生薑應。

九味羌活湯

九味羌活湯，川芎細辛白芷甘草防風，蒼朮黃芩生地入，温熱病相當。

芩連消毒散

芩連消毒散，甘草桔梗射干川芎防風，連翹柴胡荊芥白芷枳殼，咽痛大頭方。

冰解散

冰解散最良，汗下兼行方，桂心甘草白芍，黃芩麻黃共大黃。

按：春溫、夏熱、秋涼、冬寒，這是四時的正常氣候，當氣候反常，夏應熱而反涼，冬應寒而反溫，這叫四時不正之氣。當天氣反常之時，凡衣著起居，不能與氣候相適應者，患病多相似。但無「沿門闔户」傳染情況者，不能叫疫，疫者「皆相染易」，指傳染流行的情況。此篇命題為瘟疫病，所舉九味羌活等方，皆表散之劑，對天氣暴寒之外感為宜，以之治瘟疫則多有不當，讀者當參考瘟疫明辨、寒溫條辨、溫病條辨等書，做進一步的研究。臨症用方，自有隨症隨時靈活變化之手眼。

內傷脾胃者辨有餘與不足

東垣[①]曰：「飲食不節則胃病，胃病則氣短精神少。胃虛則火邪乘之而生大熱，有時而顯火上行，獨燎其面。黃帝針經云『面熱者，足陽明病。』胃既病則脾無所稟受……故亦從而病焉。形體勞役則脾病，病脾則怠惰嗜臥、四肢不收、大便泄瀉。脾既病則胃不能獨行津液，故亦從而病焉。大抵脾胃虛弱，陽氣不能生長，是春夏之令不行，五藏之氣不生。脾病則下流乘腎，土克水則骨乏無力，是爲骨痿，令人骨髓空虛，足不能履地。是陰氣重迭，此陰盛陽虛之症。」治宜升浮而助陽也，補中益氣湯。

內傷脾胃：有飢餓損傷，有飲食過傷，有服峻劑之藥以致內傷，種種不同，治法亦異。

補中益氣湯

補中益氣湯，人參黃芪甘草白朮當歸，升麻柴胡陳皮八味，不足症堪嘗。

加味平胃散

平胃散神麯麥芽，蒼朮厚樸陳皮甘草木香，山查並草果，一服即寬腸。

葛花解酲[2]湯

解酲湯茯苓，青皮乾薑白朮陳皮，木香砂仁人參神麯豆蔻，澤瀉葛花豬苓。

〔注〕①東垣：李杲，字明之，號東垣老人。金、元間眞定人(即河北省正定縣)。是張元素弟子。治病以脾胃爲重。著有蘭室秘藏、脾胃論等。

②酲：音成。酒醒以後，類昏腦脹。

外感熱病者知夏熱與春溫

發熱之病，今人謂之四時傷寒，絕不知其出入之理。夫冬時傷寒，乃寒邪自外而入，故用麻黃、桂枝發汗之重劑。春夏發熱之症，其由冬時感寒，偶不及發，寒毒藏於肌膚之間，至春變爲温病，至夏變爲熱病，其邪自內而出，故用羌活、前胡解表之輕劑。若夫春夏秋三時之間，感冒非時暴寒，又宜疏表利氣之劑，如香蘇飲、參蘇飲、十神湯之類。

十神湯

十神湯葛根，川芎白芷赤芍紫蘇陳皮，麻黃升麻香附炙甘草，感冒與時行。

參蘇飲

參蘇飲二陳①，枳殼桔梗葛根前胡木香，四時痰嗽藥，無汗用之良。

香蘇飲見四十六頁

按：傷寒與温熱病的基本區別，在於有無內熱潛伏。傷寒係單為寒邪所傷，邪自外而漸次及內。故初起惡寒重而發熱輕，口皆不渴，絕無內熱之象。治宜辛温解表，使邪從汗解而愈。温病係熱邪潛伏，蘊蓄已久，每兼外感之誘因而發。初起即發熱或微有惡寒，多數口渴，濕熱並重者，口雖不渴，但思食凉物，甚則脈數舌絳，必有一派內熱之象。治宜辛凉解表或辛凉透邪，大忌辛温之品。本篇方劑未出辛温範疇，羌活前胡等品並不適用於温熱病。讀者應參考時病論[②]、温病條辨、温熱經緯[③]等書，做進一步的研究。

〔注〕①二陳：即二陳湯。

②時病論：清、雷豐(少逸)著。是一部專門闡述時令病的書籍。

③温熱經緯：清、王士雄(孟英)輯葉香巖、薛生白、余師愚等各家温熱之辨，是一部温熱病專著，選材頗精，注釋按語亦多卓見。

卒中風因有四端治分三中

千金方載中風大法有四：一曰偏枯，謂半身不遂也；一曰風痱，謂身無痛，四肢不收也；一曰風懿，謂奄忽不知人也；一曰風痹，類風狀也。劉河間曰：中風癱瘓者……非外中於風，良由將息失宜[①]，心火暴盛，腎水虛衰不能制之，則陰虛陽實，而熱氣拂鬱[②]，心神昏冒[③]，筋骨不用而卒倒無所知也。東垣曰：中風非外來風邪，乃本氣自病。凡人年逾四旬氣衰之際，或因憂、喜、忿、怒傷其氣者，多有此疾。壯歲之時無有也。若肥盛者則間而有之，亦是形盛氣衰而如此耳。丹溪曰……東南氣溫，而地多濕，有風病者，非風也，皆濕生痰，痰生熱，熱生風也。發明論曰：中風之症，有中腑、中臟、中血脈之分。中腑者多着四肢，面如土色，脈浮而惡風寒，四肢拘急不仁，或中身之前，或中身之後，或中身之側，皆曰中腑，其治多易。中臟者多滯九竅，或唇緩、失音、耳聾、鼻塞、目瞀[④]、大小便秘結，皆曰中臟，其治多難。中血脈者口眼歪斜。三者治各不同。若中血脈，而外有六經之形症，則從小續命湯以發其表，調以通聖散辛涼之劑。若中腑而內有便溺之阻隔，則從三化湯以攻其裏。然汗下又不可太過，汗多則亡陽，下多則亡陰，亡陽則損其衞，亡陰則損其營，此又不可不慎也。如外無六經之形症，內無便溺之阻隔，但手足不遂、語言蹇澀⑤，此邪中於經絡也，宜大秦艽湯、羌活愈風湯，補血以養筋。……中風痰厥，昏迷卒倒不省人事者，先用皂莢末拈紙條燒烟冲入鼻中，有嚏可治，無嚏難治。隨用吐痰方，將皂莢末五分、白礬五分爲細末，薑汁水調服。探吐後，服導痰湯。半身不遂名曰癱瘓，大抵多是痰涎流注，初起急治則可，久則痰火鬱結，用藥少效。口眼歪斜無他症者，用白附子、僵蠶、全蠍（俱生用）等分爲末，每次酒服二錢（名牽正散）。又方：用蓖麻子肉一兩、冰片三分、共搗爲膏（名改容膏）。寒月加薑、附子各一錢。如左歪則敷其右，右歪則敷其左。或以鱔魚血、冰片敷之皆效。中風舌强不語，用青黛、硼砂、薄荷各二錢，冰片、牛黃各三分，爲細末，先以蜜水洗舌，後以薑汁擦之，將藥蜜水調擦舌本。中風口噤不開，宜用烏梅肉擦其牙關，牙關酸軟，則易開矣。或用藜蘆末稍加麝香，每用五分，水調，灌入鼻內，吐之。

小續命湯

續命桂枝麻黃人參，川芎防風附子黃芩，杏仁甘草白芍防己，風中血脈尋。

附：古今錄驗續命湯

麻黃 桂枝 當歸 人參 石膏 乾薑 甘草 川芎 杏仁

防風通聖散

通聖散荊芥防風，連翹麻黃甘草薄荷當歸，梔子黃芩川芎桔梗白朮，石膏白芍滑石芒硝大黃。

二化湯即小承氣湯加羌活

大秦艽湯

大秦艽八珍湯，去人參加細辛黃芩，羌獨二活石膏白芷防風，袪風兼養陰。

導痰湯見二十六頁

羌活愈風湯

羌活 獨活 防風 防己 柴胡 前胡 麻黃 細辛 白芷 菊花 薄荷葉 秦艽 蔓荊子 當歸 川芎 熟地 炙草 黃芪 枳殼 地骨皮 人參 知母 拘杞子 杜仲炭 薑半夏各二兩 官桂一兩 茯苓 黃芩各三兩 生地 蒼朮 石膏 芍藥各四兩 以上諸藥，共爲粗末，每服一兩，水煎服。

〔注〕①將息失宜：河間六書指「……平日衣服、飲食、安處、動止、精魂神志、性情好惡、不循其宜而失其常」而言。

②熱氣拂鬱：熱氣不得放散。

③昏冒：神識昏迷，不省人事。

④目瞀：目不明。

⑤蹇：音檢。蹇澀：舌強言語不清。

破傷風原有三種治別三經

破傷風症，或跌打損傷，風乘隙而客之；或瘡瘍久不合口，風邪乘間而襲之；或用熱湯淋洗、或用艾火灸之，其湯火之氣，亦與風邪無異。其症寒熱兼作，甚則口噤目斜，身體强直，死在旦夕甚可畏也。脈浮無力太陽也，汗之而愈。脈長有力陽明也，下之而愈。脈浮而弦小少陽也，和解之而愈。若傳變入裏，無法治矣。

羌活防風湯

羌活防風湯，川芎甘草藁本當歸，細辛地榆白芍，在表服之康。

玉眞散

用防風、南星，等分爲末。先以藥敷於患處，然後用温酒調服二錢。又治瘋狗咬傷。

中暑有動靜之異

夏至日後，病熱爲暑。張潔古[1]曰：動而得之爲中暍[2]，靜而得之爲中暑。東垣曰：日中勞役而得者謂之中暍，避暑於深堂而得者，謂之中暑。中暍之病，其因勞役於外，日光曝其皮膚，熱氣入於鼻竅，肺經受傷，其症身熱頭疼、洒然毛聳[3]、微寒、口開齒燥、舌苔、煩渴，治宜人參白虎湯。其由安處家庭，行走閭巷，驀[4]然鬱熱薰蒸，口吸暑氣，心包絡受傷，其症煩渴自汗、面垢脈虛，或腹疼吐瀉，或嘔噦燥悶，重則昏不知人，治宜香薷飲。

人參白虎湯

石膏　知母　甘草　人參　粳米

香薷飲

香薷飲厚樸，扁豆黄連撮，中暑腹中疼，吐瀉陰陽搏。

十味香薷飲

十味香薷飲，人參黄芪白朮茯苓陳皮，厚樸甘草木瓜扁豆，清暑健脾經。

六和湯

六和湯茯苓白朮人參，香薷藿香扁豆砂仁，半夏甘草木瓜杏仁厚樸，霍亂暑傷神。

生脈散

生脈散人參，五味子麥冬尋，清心除肺熱，補氣又生津。

清暑益氣湯

益氣湯當歸黃芪橘皮，白蒼二朮甘草青皮黃柏，人參麥冬五味升麻，葛根神麯澤瀉。

按：中暑、中暍、中熱，名雖不同，實係一症。人們工作於烈日之下，濕隨汗去，無濕而多熱。安逸之人，恣意納凉，濕邪為重，故治法不同。這就是張潔古所說的動而得之、靜而得之的區別。香薷飲之用，應以暑症無汗，或兼外感者為宜，自汗者當考慮不用。讀者應參考溫病條辨暑溫伏暑等治法。

〔注〕①張潔古：名元素，金、易州人(即河北省易縣)。著有珍珠囊引經佐使、病機氣宜保命集、臟腑標本藥式、醫學啓源及潔古家珍等書。

②暍：音賀。中暍：中熱。亦即中暑。

③聳：高突的意思。如聳直。

④驀：音末。突然。

受濕有內外之分

丹溪曰：「六氣之中，濕熱爲病，十居八九」，有外感而得之者；有內傷而得之者。有居處卑濕，或早行霧露，或冒雨，或涉水，或汗衣濕履，則濕從外感之者；或恣[①]飲酒漿，過食生冷，則濕從內傷之者。又一說云：飲食入胃，無非濕也。脾土旺，則能運化水穀，上歸於肺，下輸膀胱，無濕氣之可留也。脾弱不能運化水穀，亦謂之濕。治濕之法，古人惟以利水爲主，亦不可執一，必當因其症而藥也。濕氣在於皮膚者，宜解表之藥，如麻黃、桂枝、防己、蒼朮、白朮之類，譬如六合陰晦[②]，非雨不晴也。水濕積於腸胃，肚腹腫脹者，宜攻下之藥，如大黃、甘遂、大戟、芫花、牽牛、檳榔之類，譬如水滿溝渠，非導之不去也。寒濕在於肌膚筋骨之間，拘牽作痛，或麻痹不仁者，宜溫經之藥，如乾薑、附子、丁香、肉桂之類，譬如太陽在於中天，則陰濕自乾也。濕氣在於臟腑肌膚之間，微而不甚者，宜健脾燥濕之藥，如蒼朮、白朮、厚樸、半夏、木香、桑皮之類，譬如些須[③]之濕，以灰土浥[④]之，則濕自乾也。濕熱在於小腹膀胱之間，或腫，或瀉，或小便不通，宜用滲泄之藥，如豬苓、澤瀉、茯苓、滑石、茵陳、木通、葶藶、車前子、海金砂之類，譬如水溢溝澮[⑤]，非疏通其竇，則不達也。濕氣在於皮膚，宜用勝濕之藥，如防風、羌活、獨活之類，譬如清風荐爽，濕氣自消也。

〔注〕①恣：音資。恣飲酒漿：任意地喝酒。

②六合：天、地和東、西、南、北四方，叫作六合。六合陰晦：天氣陰得很厲害。

③些須：很少的一點。

④浥：音意。

⑤澮：音檜。水溝。

火有七說

丹溪曰：五行各有一性，惟火有二，曰君火、曰相火。君火者心火也；相火者命門火也。此火出於天造。又有五志之火：大怒氣逆，則火起於肝；悲哀慟中，則火起於肺；醉飽過傷，則火起於脾；房勞過度，則火起於腎；思慮過度，則火起於心。此火出於人爲。火之爲病，不獨在五臟十二經中，凡氣有餘，莫非火也！諸風眩掉、脇痛、目赤，肝火動也，柴胡、黃連主之。諸痛瘡瘍、口舌生瘡，心火動也，黃連主之。諸濕腫脹、口瘡口臭，脾火動也，芍藥主之。諸氣膹鬱[①]，乾咳鼻衄，肺火動也，梔子、黃芩主之。遺精夢泄、赤白便濁，腎火動也，知母主之。目黃、口苦、坐臥不寧，膽火動也，柴胡主之。癃閉淋瀝、赤白帶濁，小腸火動也，木通主之。牙疼齦宣、顴腮頤腫，胃火動也，石膏主之。舌苔喉痛、便秘不通，大腸火動也，條芩主之。小便不利、小腹作痛，膀胱火動也，黃柏主之。頭眩、體倦、手足心熱，三焦火動也，柴胡、黃芩主之。陽事頻舉、精溺不止，命門火動也，黃柏主之。凡此皆苦寒之藥，但能瀉有餘之火耳。又按玉機微義論曰：若飲食勞傷，內傷元氣，自汗發熱，困倦脈大而無力，氣口大於人迎或一倍、二倍，爲陽虛之症，以甘溫之劑除之，如黃芪、人參、甘草之屬。陰微陽強，相火熾盛，以乘陰位，日漸煎熬，爲血虛之症，宜滋陰之劑，地黃、天門冬、黃柏、元參、龜板、當歸、知母、五味、鎖陽、牛膝、虎骨，丸服。若心火亢極，鬱熱內實，爲陽強之症，以鹹冷之劑折之，如大黃、芒硝之屬。若腎水受傷，眞陰失守，爲無根之火，陰虛之症，以壯水之劑治之，如生地、元參之屬。若命門火衰，爲陽脫之病，陽事不舉，飲食不進，右尺脈遲細無力，命門無火，則如釜底無薪，當以溫熱之劑治之，如附子、乾薑之屬。若胃虛過食生冷，抑遏陽氣於脾土之中，爲火鬱之症，以升散之劑發之，如升麻、葛根之類。

〔注〕①膹：音憤。膹鬱：喘急上逆，否塞不通。

痰有十因

一仁劉氏曰：痰不自生，生必有故，或因風，或因寒，或因熱，或因濕，或因暑，或因燥，或因酒積，或因食積，或因脾虛，或因腎虛。今之治痰者，但知南星、半夏爲治痰之藥，而不知治痰之本，故痰愈生而病難除也。予也管見，敢以治本之藥敍之：夫因風而生痰者，痰唾涎沫，其脈浮弦，治以前胡、旋復花之類。因寒而生痰者，痰唾清冷，其脈沉遲，治以薑、桂、細辛之類。因熱而生痰者，痰唾膠黃，其脈洪數，治以芩、連、梔、膏之類。因濕而生痰者，痰唾碧綠，其脈浮緩，治以蒼朮、茯苓之類。因暑而生痰者，痰唾腥臭，其脈虛微，治以香薷、扁豆之類。因燥而生痰者，痰唾如綫，或如小珠，或如膠漆，咳嗽難出，其脈滑數，治以蔞仁、花粉、貝母之類。因酒積而生痰者，痰唾嘔惡，清晨發嗽，治以豬苓、葛花之類。因食積而生痰者，痰唾桃膠、蜆肉之狀，胸腹悶悶不安，治以香附、枳實、神麯、麥芽之類。因脾虛而生痰者，痰唾不時，倦怠少食，治以白朮、陳皮之類。因腎虛而生痰者，痰唾之時，即如潮湧，發於五更之際，治以天門冬、麥門冬，五味子之類。然此皆爲輔佐之藥，而君主之劑——二陳湯，又不可少也。

二陳湯見二十五頁

導痰湯見二十六頁

滾痰丸

滾痰丸川軍、黃芩各半斤，兩青礞石，五錢好盔沉。

氣有九論

一仁劉氏曰：氣者，一身之主。內無七情所傷，外無寒暑所犯，則一氣周流百骸疏暢。如有七情所干、寒暑所犯，則疾病生焉。內經云：怒則氣上，喜則氣緩，悲則氣消，恐則氣下，驚則氣亂，勞則氣耗，思則氣結，寒則氣收，熱則氣泄，九氣不同，爲病亦異。張子和論之詳矣，予不復論。如以氣虛、氣實論之，夫實者，邪氣實也；虛者，正氣虛也。氣虛爲病，或精神短少，或倦怠嗜臥，或少進飲食，或眩暈，或痿躄，或自汗，或泄瀉，或遺脫，諸病生焉。審其症候，診其脈息，果然氣虛，則人參、黃芪、白朮之類必當用也。若夫心痛、脇痛、小腹氣痛，此則邪氣阻遏[①]，正氣不行，故作痛耳。邪氣何也？或寒、或熱、或痰、或食、或血是也。法當先去其邪，則正氣流通，痛不作矣。大抵氣屬陽，調氣之藥必用溫散，如沉香、木香、丁香、茴香、藿香、白豆蔻、陳皮、香附、砂仁之類。如病日久，則氣從火化，而溫熱之劑，又不可單投，必以黃芩、黃連、梔子之類爲主，少加熱藥爲之向導。又聞，氣者血之先，血者氣之配，氣既病焉，則血不得以獨利，故亦從而病焉。是以治氣藥中必加理血之品，如當歸、芍藥、川芎、紅花、桃仁之類。

〔注〕①遏：音扼。阻止。

鬱有六名

丹溪曰：「氣血冲和，萬病不生，一有怫鬱[1]，諸病生焉」。大抵諸病中多有兼鬱者，或鬱久而生病，或病久而生鬱，故凡治病必以鬱法參而治之。鬱有六，氣、血、濕、熱、食、痰也。氣鬱：胸脇痛、脈沉澀。血鬱：四肢無力、能食、便紅、脈沉。濕鬱：周身走痛，或關節痛，遇陰寒則發，脈沉細緩。熱鬱：瞀悶[2]，尿赤，脈沉而數。食鬱：噯酸飽滿，不喜飲食，人迎脈平，氣口脈盛。痰鬱：動則喘滿，寸口脈沉滑。治以六鬱湯、越鞠丸主之。濕加白朮、羌活。氣加木香、檳榔。食加山查、砂仁。血加桃仁、紅花。熱加柴胡、黃芩。痰加半夏、南星。

六鬱湯

六鬱香附蒼朮神麯，梔子連翹共枳殼陳皮，川芎黃芩蘇梗甘草，鬱結總能伸。

越鞠丸

越鞠丸開鬱，香附幷蒼朮，川芎梔子仁，神麯各等分。

濕加白芷、茯苓。熱加青黛。痰加南星、海石、瓜蔞。血加桃仁 紅花。

食加山查、砂仁。氣加木香。

〔注〕①怫：音拂。怫鬱：不高興，不痛快。

②瞀悶：心中悶亂。

瘧犯暑風更兼痰食

內經曰：「夏傷於暑，秋爲痻瘧[①]」。又曰：「先寒後熱者，名曰寒瘧。先熱後寒者，名曰溫瘧。但熱不寒者，名曰癉瘧[②]」。丹溪曰：有暑瘧、有風瘧、有溫瘧、有痰瘧、有食瘧……邪在氣分，則發之早；邪在血分，則發之晚。……又有纏綿不休，邪氣伏藏脇肋，結爲症塊者，謂之瘧母。

瘧脈自弦，弦而數者多熱。弦而遲者多寒。弦短者傷食。弦滑者多痰。微則爲虛，代散者死。

一仁劉氏治瘧論：凡瘧發時，耳聾、脇痛、寒熱往來、口苦、喜嘔，脈弦，多風瘧，小柴胡湯。瘧發時熱多寒少、口苦、咽乾、小便赤澀，脈弦數者，多陽瘧，清脾飲。瘧發時先熱後寒者，多溫瘧，白虎湯加桂枝。瘧發時獨熱無寒名癉瘧，當責之暑，香薷飲加茯苓，或柴胡白虎湯亦可。瘧發時獨寒無熱脈遲者，名牡瘧，當責之寒，蜀漆散。瘧發時一身盡痛、手足沉重、寒多熱少，脈濡者，名濕瘧，柴平湯。……因感山嵐海瘴，發時乍寒乍熱、一身沉重，名瘴瘧，平胃散加藿香、石菖蒲、生薑。瘧疾痰多胸滿，發時昏亂譫語，脈弦滑者，名痰瘧，二陳湯加常山、草果、黄芩、柴胡。瘧疾胸膈不寬、惡聞食氣者，食瘧也，清脾飲加山查、神麯、麥芽。瘧疾積滯胸滿、熱多寒少、大便燥實者，大柴胡湯下之。……瘧疾微勞不任，經年不瘥，前後復發者，名勞瘧，小柴胡湯去半夏加天花粉。夜瘧宜用血藥，引出陽分而散，川芎、當歸、紅花、蒼朮、白芷、黃柏、甘草、水煎露一宿服。瘧母用醋炙鱉甲爲君，三稜，莪朮、木香、香附、海石、靑皮、桃仁、紅花、神麯、麥芽，醋爲丸，滚湯下。截瘧用常山、草果、檳榔、知母各一錢，熱酒一盅，水煎後，漫露一宿，五更温服。

小柴胡湯見二十七頁

清脾飲

清脾飲柴胡黃芩、甘草厚樸靑皮茯苓，半夏白朮幷草果，痰食瘧相應。

白虎湯見四十六頁

香薷飲見六十三頁

柴胡白虎湯

即小柴胡湯合白虎湯

蜀漆散

蜀漆洗去腥 云母燒二日夜 龍骨 三味杵爲散，未發前以漿水服半錢。

柴平湯即小柴胡湯合平胃散

二陳湯見二十五頁

平胃散見三十頁

大柴胡湯見四十七頁

〔注〕①痻：音皆。痻瘧：瘧的總稱。夜病爲痻，晝病爲瘧。

②癉：音旦。

痢因濕熱及受積停

痢疾之症，裏急後重，或血、或膿、或膿血相雜，或痛、或不痛。此症原其所因，不外濕、熱、食積三者。傷於氣分，痢下則白；傷於血分，痢下則赤；氣血俱傷，則赤白相雜。下痢之脈，微小者吉，浮洪者凶，滑大者吉，弦急者凶。劉河間曰：治痢大法，行血則便膿自愈，調氣則後重自除。又曰：「後重則宜下，腹痛則宜和，身重則除濕，脈弦則去風。膿血稠粘，以重藥揭之。身冷自汗，以熱藥温之。風邪外來宜汗之。鶩溏爲痢宜温之」。

一仁劉氏治痢驗方：痢疾初起，便膿下血，裏急後重，用芍藥湯。白痢用温六丸。赤痢用清六丸。赤白相雜，裏急後重，用立效散。痢疾初時失下，反用兜澀之藥，以致邪雜內蓄，血不得行，腹痛欲死者，用桃仁承氣湯。痢疾發熱，腸胃中有風邪也，人參敗毒散加黃連、陳倉米、生薑、大棗，煎服。時行疫痢，噤口不食，加石蓮子肉七個。下痢日久，赤白已盡，虛寒脫肛者，眞人養臟湯。

芍藥湯

治痢芍藥湯，黃芩黃連肉桂大黃，木香檳榔當歸甘草，後重卽安康。

温六丸

滑石六兩水飛　粉草一兩　乾薑五錢　爲末，水丸。

清六丸

滑石六兩水飛　粉草一兩　紅麯五錢　爲末，水丸。

立效散

黃連四兩酒洗　吳茱萸二兩，二味同炒去茱萸　陳皮二兩　枳殼二兩麩炒　共爲末。

每服三錢，黃酒送下。噤口痢用陳倉米煎湯調下。

桃仁承氣湯見四十九頁

人參敗毒散見五十二頁

眞人養臟湯

養臟白芍當歸，人參肉桂白朮隨，木香甘草米殼，訶子肉蔻烏梅。

和中湯

和中當歸酒黃連，陳皮白芍厚樸蒼朮甘草，茯苓並枳殼，新久痢皆痊。

按：治痢大法，實者瀉之，閉者通之，風則散之，暑則滌之，濕則燥之，熱則涼之……以平為期。風不得散，暑不得滌，每致噤口不食。醫者臨床當於此處注意。

嘔吐者胃氣逆而不下

一仁劉氏曰：有聲之謂嘔，有物之謂吐。聲者，氣與火也。物者，痰與食也。或為寒氣所干，或為暑氣所中，或忿怒氣逆，或酒食過傷，或蛔蟲作痛，或久病胃虛，或積痰瘀血，凡此皆能嘔吐。大抵脈虛而細者吉，脈實而大者凶。治以二陳湯為主。胃寒者，水漿不納，脈息沉遲，加乾薑、肉桂、丁香、益智之類。傷暑者，煩渴面垢，脈虛體熱，加黃連、扁豆、香薷、厚樸之類。怒則肝火冲胃，嘔而口苦，胸脇不利，脈弦而數，加香附、芍藥、黃芩、黃連、烏梅、竹茹之類。傷食者，吐出酸臭，加山查、草果、神麯、麥芽、枳實、砂仁之類。飲酒過傷而嘔吐者，加葛花、豬苓、澤瀉、白豆蔻之類。蛔蟲上攻而吐者，加烏梅、川椒、黃柏、乾薑、白朮之類。……久病胃虛，聞穀氣而嘔者，加人參、白朮、伏龍肝、藿香之類。積痰在胃而嘔吐者，加南星、枳實、竹茹、薑汁之類。內傷瘀血而吐者，加桃仁泥、生薑汁之類。

一人過傷飲食，腹痛便秘，嘔吐不止。予曰：陽明之氣，下行爲順，上行爲逆，此因便秘胃氣不得下行，故作嘔吐，法當下之，用脾積丸一服而愈。

一人霍亂吐瀉之後，飲食即吐，不得停留。予曰：吐瀉者，氣之滑也，當以澀劑治之，用燒針丸三服而愈。

二陳湯見二十五頁

脾積丸

醋煮莪朮三稜與良薑，青皮木香百草霜，江子仁研泥面糊丸，橘皮湯送效非常。

燒針丸

黃丹水飛、枯白礬、硃砂各等分，爲末，棗肉爲丸，芡實大，穿針尖上，燒之存性，爲末。每服七分，凉水送下。或米泔水亦可。

泄瀉者脾氣傷而不平

丹溪曰：「泄瀉有濕、有火、有氣虛、有痰積、有食積」。戴元禮[①]注曰：「凡瀉水腹不痛者是濕；飲食入胃不住，或完穀不化者是氣虛；腹痛瀉水腸鳴，痛一陣瀉一陣者是火；或瀉或不瀉，或多或少者是痰積；腹痛甚而瀉，瀉後痛減者是食積」。

一仁劉氏曰：泄瀉之病，四時感受不同，或因風寒暑濕所干，或因飲食所傷，動傷脾胃之氣，故作泄瀉。治當分其新久，審其原因，新則以伐邪之藥爲主，而健脾之藥爲佐；久則以補脾之藥爲君，而升發之藥爲使。予常辨其症而用藥，確然有論者錄之於後：瀉下青色，腹痛脈浮者，挾風也，宜羌活、防風之類。瀉下白色，腹痛、脈沉遲而弱，四肢清冷，小便澄徹者，挾寒也，宜乾薑、肉桂、附子之類。瀉下黃色，口渴、煩躁、脈虛、身熱者，挾暑也，宜黃連、扁豆、香薷之類。瀉下清水，或如陳腐水色，腹不痛、身體重、倦怠無力，脈沉而緩，濕也，宜蒼朮、白朮、厚樸之類。瀉下完穀不化，酸臭異常，胸膈飽悶，惡聞食氣者，傷食也，宜山查、草果、神麯、麥芽、萊菔子之類。瀉下或多或少，或瀉或不瀉，或如魚凍者，挾痰也，宜南星、半夏之類。瀉下過多，小水不利者，當分利陰陽，使小水長而大便實也，宜茯苓、猪苓、滑石、澤瀉之類。如久患泄瀉者又不可用，用之則損陰氣，當見眼胞下陷而死。此七條乃伐邪之藥也。至於健脾者，莫如白朮、茯苓、陳皮、白芍之類；而補脾者莫如人參、山藥、扁豆、蓮肉、薏苡仁、芡實之類。大抵脾胃之氣，上升則爲生長之令，下降則爲收藏之令。泄瀉日久，脾胃之氣下陷，宜佐升發之藥，如升麻、防風、柴胡、葛根、羌活之類。又有每夜子時後五更前作瀉者，乃腎虛作瀉也，宜肉蔻、破故紙、吳茱萸、五味子以補腎。

五苓散見四十九頁

胃苓湯

寒瀉腹中痛，大小便利清，胃苓湯一盞，薑棗水煎成。（即平胃散合五苓散）

薷苓湯

暑瀉熱如湯，心煩渴不安，薷苓湯八味，燈心用一團。（即黃連香薷飲合四苓散）

柴苓湯

身熱口中渴，更兼瀉下頻，柴苓湯一劑，施治捷如

神。（即小柴胡湯合五苓散）

參苓白朮散

人參茯苓白朮散，蓮肉扁豆薏仁，砂仁甘草桔梗山藥，久瀉胃中虛。

按：泄瀉日久，元陽虧損，健脾止瀉不效者，當以補骨脂、吳茱萸、芡實、附子、乾薑、肉桂、益智仁之類，補命門之火。若久泄腸滑、氣虛下陷、脱肛或肛門不閉，宜人參、黃芪、白朮、訶子、白芍、赤石脂、石榴皮、粉草、米殼等藥，補益收脱。

〔注〕①戴元禮：戴思恭，字元禮，明，浦江縣人，朱丹溪弟子。著有證治要訣、證治類元、類證用藥。

霍亂脾寒傷食所致

一仁劉氏曰：卒然心腹疼痛，上吐下瀉，謂之濕霍亂；腹絞痛，欲吐不吐，欲瀉不瀉者，謂之乾霍亂。此症有寒熱二種：屬寒者，吐利腥穢，上下所出水液澄徹清冷，脈沉而遲，四肢厥冷，腹痛，不喜飲水，此陰邪勝也。屬熱者，吐利、煩熱、有汗、口渴欲飲涼水，脈沉而數，四肢溫暖，此陽邪勝也。總用藿香正氣散加減治之。乾霍亂，先用鹽湯探吐，吐後亦以藿香正氣散調理。如探吐不能出者，死在須臾也。

藿香正氣散

正氣半夏麯紫蘇藿香，茯苓陳皮白朮白芷厚樸，桔梗甘草腹皮生薑大棗，吐瀉陰陽摶。

有熱者加薑炒黃連。有寒者加乾薑。腹痛加官桂，痛甚加吳茱萸去藿香。小便不利加車前子。轉筋加木瓜。發熱口渴加麥冬、淡竹葉。若頻欲登圊[①]不通利者加枳殼。中暑者加香薷、扁豆。心下痞加枳實、青皮。肉食不化加山查。米殼不化加神麯、麥芽。

燒鹽湯

鹽一撮，放刀上用火燒紅，熱童便和服，或以新汲水和服，少頃即吐。

按：霍亂初起，用藿香正氣散兼刺委中、尺澤放血，可以收效。如果吐瀉太甚，失水過多，眼胞塌陷、汗出不止、肢冷脈微欲絕，則應急服王清任之急救回陽湯。萬不可因其口渴，誤認為熱，坐誤機宜。

急救回陽湯

黨參八錢 附子八錢 乾薑四錢 白朮四錢 甘草三錢 桃仁二錢 紅花二錢 水煎服。

〔注〕①圊：音青。廁所。

痞滿脾倦積濕而成

痞滿者，非痞塊之痞，乃胸中痞悶而不舒暢也。因脾倦不能運化水穀，以致積濕成痰，留於中脘，而感痞悶也。治宜健脾順氣，氣順則痰利，脾健則食化痞消而通泰矣。方用二陳湯加枳實、白朮、香附、砂仁、白豆蔻、藿香、厚樸之類。瘦人多鬱熱，加黃連去半夏。血虛加川芎、當歸去半夏。食積加神麯、麥芽、山查去白朮、半夏。肥人多濕多痰加蒼朮。氣虛加人參去半夏。痰隔加瓜蔞、貝母、桔梗、竹瀝、薑汁去白朮、半夏。脾濕中滿加蒼朮、芍藥去半夏。

二陳湯見二十五頁

呃逆者胃氣之不順

呃逆[1]者，俗謂之發呃也。聲短者，出於中焦，水穀之病也；聲長者，出於下焦，虛邪相搏也。脈浮緩者吉，弦急者凶。傷寒失下，便閉而呃者用承氣湯。吐泄後胃寒而呃者用丁香柿蒂湯。吐利後胃熱而呃者用橘皮竹茹湯。氣逆而呃者用木香調氣散。病後發呃者難治。

承氣湯見四十七頁

丁香柿蒂湯

丁香柿蒂湯，人參生薑煎，傷寒吐泄後，胃冷服之安。

橘皮竹茹湯

橘皮竹茹湯，人參甘草煎，生薑並大棗，胃熱服之安。

木香調氣散

木香調氣散，丁香白蔻仁，藿香檀香砂仁甘草，鹽湯送下吞。

〔注〕①呃：音遏。呃逆：俗稱打嗝。

咳嗽者肺氣之不清

潔古曰：「咳謂無痰而有聲，肺氣傷而不清也。嗽是無聲而有痰，脾濕動而爲痰也。咳嗽謂有痰而有聲，蓋因傷於肺氣動於脾濕」。丹溪謂咳嗽之因有風寒、有痰飲、有火鬱、有勞嗽、有肺脹。戴元禮注曰：鼻塞聲重惡寒者，風寒也。嗽動便有痰聲，痰出嗽止者，痰飲也。有聲痰少面赤者，火鬱也。盜汗出痰多作寒熱者，勞嗽也。動則喘滿，氣急息重者，肺脹也。

咳嗽之脈：浮緊虛寒，沉數實熱，洪滑多痰，弦澀少血，浮大者吉，沉小者危。

一仁劉氏曰：風寒嗽用蘇沉九寶飲。痰飲嗽用導痰湯，甚者用小胃丹。火鬱嗽用參蘇飲去人參加枯芩。勞嗽用知母茯苓湯，或用淸離滋坎湯。久嗽不止用欵冬花、紫菀、五味子、烏梅肉，等分爲丸，噙化。肺脹嗽用淸肺飲。

蘇沉九寶飲

紫蘇沉九寶飲，麻黃肉桂薄荷陳皮，杏仁甘草大腹皮，寒嗽效如神。

導痰湯見二十六頁

小胃丹

小胃丹用醋芫花，大戟甘遂川軍黃柏加，白朮煎膏和成丸，臨臥空腹熱湯下。

參蘇飲見五十六頁

知母茯苓湯

知母茯苓湯，當歸白芍地黃，天冬甘草白朮，勞嗽是良方。

清肺飲

清肺飲梔子黃芩，桑皮當歸茯苓麥天二門冬，桔梗陳皮甘草杏仁五味子，生薑大棗水煎吞。

清離滋坎湯

勞嗽丹皮白朮澤瀉，白芍萸肉山藥甘草茯苓，天麥二冬當歸熟生二地，知母黃柏坎離清。

按：小胃丹皆猛烈之藥，必體壯痰飲過盛之症方可用。

噯氣皆由於痰火

噯氣者，胃中有痰有火，用南星、半夏、石膏、香附、炒山梔，或丸或煎皆可。胃寒噯氣，用二陳湯加乾薑、益智、木香。婦人噯氣，連十餘聲不盡，噯出則心寬，不噯則緊悶，用越鞠丸效。

咽酸盡爲乎食停

咽酸者，酸水刺心也。吐酸者，吐酸水也。俱是脾虛不能運化飲食，鬱積已久，濕中生熱，濕熱相蒸，遂作酸也。平胃散加神麯、麥芽、山查炭、草果、吳茱萸、黃連、枳實。或用六鬱湯、越鞠丸尤妙。口吐清水，用蒼朮、白朮、陳皮、茯苓、滑石各等分，水煎服效。

附：嘈雜症

嘈雜者，俗謂之心嘈也。有痰因火動而嘈者，二陳湯加酒炒黃連、梔子仁。有心血少而嘈者，八珍湯加麥冬、梔子、陳皮、烏梅、炒米。有因食鬱而嘈者，以越鞠丸治之。

平胃散見三十頁

六鬱湯見七十三頁

越鞠丸見七十三頁

二陳湯見二十五頁

八珍湯見二十三頁

中滿臌脹者脾虛不運

中滿臌脹者，四肢不腫，單腹脹也。有似乎鼓，故名臌脹。仁齋直指謂其症有四：曰氣臌、血臌、食臌、水臌。皆因脾虛不能運化水穀，以致停聚而爲脹也。治宜順氣、和血、寬中、利水，各有攸當①，切不可用猛烈之藥，致傷脾胃；病若復來，不可治矣，若臍突肚大青筋難治；足背手掌俱平者，並爲不治。女人臌脹，雖有因於氣食而成者，然成於血分者居多。成於氣食者，腹雖脹而經水不閉；成於血分者，經必閉也。脹滿脈弦，脾制於肝。洪數爲熱，遲弱虛寒，浮爲虛滿，緊則中實。浮大可治，虛小危急。朝寬暮急者血虛；暮寬朝急者氣虛；朝暮俱急者，氣血俱虛也。

予治肥人腹脹用胃苓湯，瘦人腹脹用薷苓湯，二方甚捷。

分消湯

分消湯治臌，蒼白二朮陳皮香附，厚樸枳實茯苓木香砂仁，腹皮猪苓澤瀉佐。

生薑三片、燈心一團，水煎服。

氣急加沉香。脇痛、面黑是氣臌，加青皮去白朮。脇滿、小腹脹痛、身上有血絲縷是血臌，加當歸、赤芍、紅花、丹皮，去白朮、茯苓。噯氣作酸、飽悶腹脹是食臌，加山查、神麯、麥芽、萊菔子，去白朮、茯苓。惡寒手足厥冷，瀉去清水是水臌，加官桂。胸腹脹滿，有塊如鼓者是痞散成臌，加山查、神麯、麥芽、半夏、青皮、歸尾、元胡索、鱉甲，去白朮、茯苓、猪苓、澤瀉。

胃苓湯、蕭苓湯見八十三頁

〔注〕①攸：音優。各有攸當：即各有所當。

附：浮腫

內經曰：「諸濕腫滿，皆屬於脾。諸氣膹鬱，皆屬於肺」。蓋虛腫之由，皆脾虛不運，肺鬱不通，以致水漬[①]三焦，而爲浮腫，以手按之成窩，舉手漸平也。身有熱者，水氣在表，治當汗之。身無熱者，水氣在裏，治當下之。又云：腰以上腫者宜發汗，腰以下腫者宜利小便，兼以順氣和脾斯爲良法。愼不可用大戟、芫花、甘遂等猛烈之劑，以攻其虛症，吾恐峻決者易，固閉者難，水氣復來，而無可治之機矣。

風腫：皮膚麻木，走注疼痛，以分心氣飲治之。氣腫：四肢削瘦，腹脇脹滿，以流氣飲加減治之。水腫：腰以上腫者，分心氣飲；腰以下腫者，五子十皮飲。血腫：皮間有紅血絲，婦人多有此症，是敗血化爲水也，調經散治之。生瘡腫者，敗毒散加荊芥、防風、金銀花，間服五子十皮飲。病後脾虛足跗腫者，由中氣下陷也，補中益氣湯，異鄉不服水土而腫者，藿香正氣散。大抵腫退，宜用白朮煎膏，調理脾胃。

分心氣飲

分心氣二陳湯，木通官桂腹皮青皮，桑皮蘇梗羌活芍藥，生薑大棗共燈心。

流氣飲

流氣飲木香紫蘇，陳皮茯苓半夏厚樸白朮，腹皮檳榔木瓜枳殼莪朮，白芷官桂藿香菖蒲。

五子十皮飲②

五子十皮飲，車葶腹紫香，加桑苓大橘，瓜米木青薑。

附：十皮五子飲（見馮氏錦囊）

茯苓皮　牡丹皮　五加皮　甘草皮　木通皮　草果皮　地骨皮　大腹皮　木瓜皮　生薑皮　兎絲子　車前子　紫蘇子　葶藶子　大腹子

調經散

調經當歸益母草，生地與丹參，牛膝丹皮元胡索，紅花三幾分。

敗毒散見五十二頁

補中益氣湯見五十四頁

藿香正氣散見八十五頁

〔注〕①漬：音恣。浸泡。

②此方因限於參考書籍，一時查不到出處，故不加旁注，僅將馮氏錦囊所載十皮五子飲方附後，以供參考。

噎膈翻胃者氣食相凝

一仁劉氏曰：噎膈之病，由於七情過傷，飲食失節，食因氣逆則食不下降，氣因食阻則氣不運行，氣、食、痰涎互相凝結，留於咽嗌者爲噎，留於胸膈者爲膈，妨礙飲食漸爲嘔吐，翻胃之病也。

丹溪有云：自氣成積，自積成痰，痰挾瘀血，遂成窩囊。此症若不早治，必爲難愈之疾。初起者五膈寬中散，日久者二陳湯加減。

噎膈翻胃通用二陳湯加薑汁、竹瀝爲主。如氣虛肥白之人，加人參、白朮。如血虛瘦弱之人，加當歸、芍藥、桃仁、紅花。如胸中熱悶，加土炒黃芩黃連、瓜蔞、桔梗，去半夏。如因七情鬱結者，加香附、川芎、木香、檳榔、砂仁。脾虛不運化者，加人參、神麯、麥芽以助之。如大便燥結者，少加酒蒸大黃、桃仁泥以潤之。大抵噎膈病，血液枯燥，胃脘乾枯，難服丸藥，宜煎膏子服之。五膈寬中散

五膈寬中散，青皮陳皮丁香木香，白蔻砂仁香附厚樸，甘草與鹽薑。

二陳湯見二十五頁

喘急有虛有實

暴病發喘謂之實；久病發喘謂之虛。脈滑而四肢煖者易治；脈澀而四肢寒者難醫。原夫喘動便有痰聲者痰也。乍進乍退，得食則減，食已則喘者火也。氣從臍下起，直冲清道而上者，陰虛也。呼吸短促而無痰聲者，氣虛也。惡寒發熱而喘，脈浮緊者，風寒也。胸中滾滾有聲，怔悸而喘者，水停心下也。大抵患病至於發喘，已爲惡候，未易治也。

一仁劉氏治喘經驗方，總用蘇子降氣湯爲主，痰喘加竹瀝，火喘加梔子、枯芩，陰虛加知母、黃柏、竹瀝，氣虛加人參、阿膠，風寒加蘇葉、麻黃、杏仁。水喘用椒目焙研爲末，生薑湯下二錢。痰火喘嗽，常服玉露霜[①]可除病根。

蘇子降氣湯

蘇子降氣湯，二陳湯桔梗五味子桑皮，瓜蔞同枳殼，喘嗽即時康。

按：喘之虛實，宜細心診察：四肢不溫脈細固屬虛象，但察其脈有滑意舌有厚苔大便秘而痰多者，不當以虛症論。往往以豁痰肅肺之劑佐蘇合香丸，則脈轉滑大手足轉溫。倘誤認為虛，予以人參、阿膠等品，則痰愈塞氣愈喘矣。

〔注〕①玉露霜：荔枝實之產於廣東新會縣崖門山者，其實白殼丹肉，經冬不落。功能降肺火止嗽。

痙症有陰有陽

一仁劉氏曰：痙[①]症者，頸項牽急，腰背反張，如鳥之張翅，故名痙痓[②]。有因於寒者，令人無汗惡寒，名曰剛痙，屬陽。有因於濕者，令人有汗不惡寒，名曰柔痙，屬陰。俱用小續命湯；但有汗去麻黃。或因發汗血太過，或因失血太甚，致筋無血養，筋急而牽，百節强痙者，十全大補湯。

小續命湯見五十九頁

十全大補湯見二十一頁

〔注〕①痙：音敬。筋肉收縮痙攣。

②痓：音池。卒口噤、背反張而瘈瘲。

五積六聚總是氣凝其痰血

五臟爲積，六腑爲聚。積屬陰而有定處，聚屬陽而無常形。肝之積曰肥氣[①]。心之積曰伏梁[②]。脾之積曰痞氣[③]。肺之積曰息賁[④]。腎之積曰奔豚[⑤]，世人謂之氣塊。丹溪論曰：塊乃有形之物，氣不能成形，俱是痰與食積、死血也。在中爲痰積，在右爲食積，在左爲死血。婦人腹中有塊，多是死血。不能移動者曰症，能移動者曰瘕。大法鹹以軟之，堅以削之，行氣開痰爲主，潰堅湯、潰堅丸治之。外用琥珀膏、三聖膏貼之。

潰堅湯

潰堅枳實當歸，半夏陳皮白朮隨，香附厚樸山查，砂仁木香陪。

左脇有塊加青皮，右脇有塊加莪朮。血塊加桃仁、紅花、肉桂去半夏。食積塊加神麯。痰塊加海浮石、瓜蔞去山查。瘦人加人參少許。

潰堅丸

卽潰堅湯加海石、瓦楞子、鱉甲，共爲細末，另將阿魏用醋煮化和入藥中，生薑汁煮米糊爲丸，如梧桐子大，每服六十丸，黃酒送下。

琥珀膏

用大黃、芒硝等分爲末，以獨頭大蒜搗膏貼之。以綫束住，鼻聞臭氣則效。

三聖膏

用末化石灰半斤爲末，瓦器中炒令淡紅色、撤火、候熱少減入大黃末一兩，在爐外拌炒。候熱減，再下桂心末五錢，畧微一炒，入米醋同熬，攪勻成黑膏。調藥厚攤。烘熱貼。

〔注〕①肥氣：在左脇下，狀如腹杯，有頭有足。

②伏梁：起臍上，大如掌，上至心下。

③痞氣：在胃脘腹大如盤。

④息賁：在右脇下，腹大如杯。

⑤奔豚：起於少腹，上乘於心，或冲咽喉，如豚之奔突狀。

五勞六極皆是火爍乎天眞

一仁劉氏曰：五勞者，五臟勞傷也。六極者，皮焦、肉脫、筋痿、骨重、津枯、脈數也。大抵勞怯之人有此症。皆因二火[①]無制，煎爍天眞，氣血精神日漸衰弱，遂成六極。輕則期年而死，重則半載而亡，良可嘆哉!

凡治勞之法，須當辨其何臟虛、何臟實、氣虛、血虛、氣熱、血熱眞知灼見，治始無差。臟之虛者，其臟之脈，必虛而小。臟之實者，其臟之脈，必實而大。氣虛者，面白而無神。血虛者，面黑而枯瘦。氣熱者面紅而光，聲確而清，病甚於晝，脈浮而數。血熱者面赤而黯，聲確而濁，病甚於夜，脈沉而數。氣血俱熱者，病則晝夜俱甚，氣急而津枯。依此辨之，無不中的。

氣虛用四君子湯。血虛則用四物湯。氣血俱虛者用八珍湯。清氣用麥冬、竹葉、銀花、柴胡、知母之類。涼血用天冬、生地、胡黃連、黃柏、黃芩之類。安心神用茯神、遠志、酸棗仁之類。壯筋骨用牛膝、杜仲、虎骨之類。補陽用鹿茸、枸杞子、鎖陽、肉蓯蓉、兎絲子之類。補陰用山藥、丹皮、龜板、柏子仁之類。降相火用黃柏、知母。澀精用龍骨、牡蠣粉、鹿角霜、山茱萸、楮實子、赤石脂之類。

四君子湯見二十頁

四物湯見二十三頁

八珍湯見二十三頁

〔注〕①二火：君火、相火。

吐血出於胃腑

吐血出於胃也。其因有飲酒過傷者，有負重損傷者，有跌撲損傷者，有因勞損傷者，有勞心過多者，有大怒氣逆者，種種不同。必須診脈問明，方可施治。以犀角地黃湯爲主。酒傷加葛根、黃連、茅根、藕汁。內傷加當歸、桃仁、紅花、韭汁。房勞加當歸、熟地、知母、黃柏、梔子、竹瀝。勞心傷加酸棗仁、茯神、玄參、當歸。怒傷加青黛、黃芩。如精神壯健，大便燥結，吐血不止者，加炒黑大黃、桃仁泥、童便。如吐血過多，形容脫色，脈微欲絕者，以獨參湯飲之，乃血脫益氣之法，氣旺則能生血也。

犀角地黃湯

犀角地黃湯，丹皮赤芍襄，能醫諸失血，加減服之良。

衄血本乎肺經

衄血者，血出於鼻也。鼻爲肺之竅，故曰本乎肺經。治用犀角地黃湯加枯芩、茅根、柏葉、藕節。或用荷葉蒂、藕節各七個搗碎，水煎服。

痰涎血屬於脾臟

脾生痰，痰中帶血出於脾也。犀角地黃湯加白芍藥、茯苓、瓜蔞仁、竹瀝。血色紫黑者，加桃仁泥、韭汁、當歸。

咯唾血屬於腎經

咯血者，咯出血屑也。唾血者，鮮血隨唾而出也。俱屬腎經。犀角地黃湯加知母、黃柏、元參、熟地治之。

牙宣者陽明之熱極

齒縫中出血謂之牙宣，乃陽明經之熱也。足陽明之脈，貫於上齦；手陽明之脈，貫於下齦。陽明濕熱上蒸，則齒齦腐爛出血。用黃芩、連翹、薄荷、梔子、甘草，水煎服。外用百草霜、龍骨、炒鹽爲末，敷之。

舌衄者少陰之火生

舌上出血，名曰舌衄。用槐花炒爲末擦之。有舌長出口者，多用冰片敷之卽效。

腹中窄狹而痰火各別

肥人自覺腹中窄狹，是濕痰流注胃腑，用蒼朮、香附以燥飲行氣。瘦人自覺腹中窄狹，是熱氣熏蒸胃腑，用蒼朮、黃連以開鬱清熱。

胸中煩熱而虛實可分

胸中煩熱，實熱者須用梔子仁。若虛煩須用人參、白朮、茯苓、黃芩、白芍、麥冬。

驚悸痰迷恐懼所致

驚悸者，痰迷心竅也，多因恐懼所致，治用二陳湯加茯神、遠志、當歸、柏子仁、酸棗仁、人參。或用八物定志丸、天王補心丹。

二陳湯見二十五頁

八物定志丸

八物定志安心神，鎮驚補氣牛黃人參，遠志茯神菖蒲茯苓白朮，麥冬蜜丸朱砂衣吞。

天王補心丹

天王遺下補心丹，爲憫山僧講課難，當歸生地天麥二冬酸棗仁柏子仁遠志，丹人元三參茯苓桔梗五味子爲丸。

健忘血少憂鬱而成

健忘之病，因憂思過度，損傷心包，以致神舍不清，故令人轉眼遺忘。宜歸脾湯、八物定志丸。

歸脾湯

歸脾湯四君[①]，木香炙芪遠志棗仁，元肉當歸薑棗，健忘效如神。

〔注〕①四君：即四君子湯。

癲狂者分心肝之熱極

心熱極則癲；肝熱極則狂。癲多喜；狂多怒。脈浮大者吉，沉細者凶。癲宜清心養神，寧志化痰湯主之。狂宜去風除熱，防風通聖散主之。

寧志化痰湯

寧志化痰湯人參，天麻黃連膽星，茯苓陳皮半夏，棗仁菖蒲根。

開迷散

婦人患癲狂，桃仁赤芍當歸，柴胡茯苓甘草遠志白朮，蘇木生地合一方。

防風通聖散見六十頁

癎症者尋痰火之重輕

癎症大抵屬痰火與驚，不必分五等治法。大率行痰爲主，用黃連、南星、瓜蔞、半夏。尋痰、尋火，分多少治之，無不愈者。有熱者，以凉藥清其心。有痰者，必用吐藥，吐後用安神丸及平肝之劑，如柴胡、青黛、川芎之類。

安神丸

安神丸朱砂，甘草當歸加，黃連生地黃，癎症效堪誇。

便濁有赤白之異

一仁劉氏曰：便濁者，小腸經之熱，膀胱之結也。血熱則赤；氣熱則白。治用清心蓮子飲，赤加木通、黃柏；白加赤苓、滑石。

清心蓮子飲

清心石蓮子黃芩，車前子柴胡地骨皮人參，麥冬赤茯苓黃芪甘草，便濁服之清。

萆薢分清飲

萆薢分清飲，烏藥與菖蒲，草梢兼益智，茯苓必同居。

汗出有自盜之名

自汗者，時常無故濈濈[①]汗出，動則更甚，屬於陽虛。盜汗者，寐[②]中汗出，醒後汗止，屬於陰虛。自汗宜補陽調衛；盜汗宜補陰降火。自汗用補中益氣湯加麻黄根、浮小麥。虛甚者加熟附子一二片。方中升麻、柴胡俱用蜜水炒，以制其升發之性。然非升麻、柴胡不能領參芪至於肌表，故用之耳。盜汗用當歸六黃湯。

當歸六黃湯

盜汗六黃湯，當歸二地黃，黃柏黃連黃芩酒炒，黃芪七味良。

獨聖散

獨聖散五倍子，爲末津調配，臍中敷一宵，汗出登時退。

補中益氣湯見五十四頁

〔注〕①濈：音吉。濈濈：汗出和緩的樣子。

②寐：音妹。寐中：睡眠當中。

九種心疼痛在胃脘

心疼，即胃脘疼也。古云心痛有九種；一蟲、二疰、三風、四悸、五飲、六食、七寒、八熱、九去來痛。予考其言，雖有其名，而無其注，故醫者認治不眞。予既知之，敢不開示後學。

夫蟲疼者，懊憹不安、口吐清水、面多蟹爪紋路，用白礬、雄黃、檳榔爲末，湯水調下。疰痛者，平日無心痛之症，忽然作痛，妄言鬼神，脈來乍大乍小，用銀花一兩水煎服。風痛者，因暑天露臥，風邪入於脾中，脾痛連心，上下不定，多兼嘔吐，用藿香正氣散。悸痛者，其痛不甚，但覺胸中隱隱然如痛之狀，此因驚風乘心也，治用二陳湯加茯神、遠志、黃連、枳實、當歸。飲痛者，因痰飲留於胃脘，阻塞氣逆，故作痛也，其人眼下必如灰烟之染，胸中常如冰水之停，甚者以滾痰丸下之，輕者以導痰湯加蒼朮、香附、川芎。食痛者，胸中痞滿，或噯氣吞酸，惡聞食氣，用平胃散加枳實、山查、萊菔子、神麯、麥芽之類。寒痛者，客寒犯胃，其痛大作，四肢清冷，六脈沉遲，蟠葱散主之。熱痛者，積熱在胃，心煩身熱，大小便不利，二陳湯加梔子、黃連、川芎、香附。去來疼者，時作時止，面赤口渴，瘦人多有此病，乃胃火作痛也，四物湯加梔子、香附、陳皮。

丹溪曰：凡人喜食熱物，致傷胃口，淸血出而留滯，則成瘀血，蓄積胃中，多作心痛。其症得熱飲則痛愈甚，其脈沉澀。甚者以桃仁承氣湯下之，輕者以四物湯加桃仁、紅花、乳香、沒藥、五靈脂、元胡之類。

蟠葱散

蟠葱散茯苓檳榔，炮薑砂仁炙甘草肉桂三稜，青皮丁皮蒼朮元胡索莪朮，心痛疝家疼。

藿香正氣散見八十五頁

滾痰丸見七十頁

二陳湯見二十五頁

導痰湯見二十六頁

平胃散見三十頁

四物湯見二十三頁

桃仁承氣湯見四十九頁

七般疝氣病在厥陰

七疝者，寒疝、水疝、血疝、氣疝、筋疝、狐疝、㿗疝也。張子和[①]論之詳矣。丹溪謂「疝專主肝經，與腎經絕無相干」。多因肝經濕熱之氣下注，不得瀉越，或爲偏墜，或爲疝痛。予嘗製一方以治之，不過三四劑卽奏神效，百發百中，無不應驗，名曰三捷湯。

三捷湯

青皮一錢　官桂五分　歸尾一錢　檳榔二錢　大茴香七分微炒　黃柏三分　橘核二錢　木通二錢　紫蘇七分　香附一錢　赤茯苓二錢　柴胡一錢　荔枝核七個炒　薑一片　水三盅，煎一盅，空心熱服。

按：醫宗金鑑疝證同名異辨曰：「血疝，即魚口便毒也。筋疝，即下疳也」。是則七疝之中，還包括下疳、便毒等花柳病在內。劉氏三捷湯奏效迅速，蓋係寒疝之類也。

〔注〕①張子和：張從正，字子和，金、睢州考城人。其法宗劉河間，用藥多寒涼。對於汗、吐、下三法，研究最精。著有儒門事親。

脇痛有兩邊之別

脇[①]痛，即肋痛也。兩脇屬少陽膽經，其間或痰飲流注，或瘀血停積，而氣不得運行，故作痛也。痰者，脈弦而滑。血者，脈弦而澀。痰者用陳皮、茯苓、瓜蔞、甘草、枳殼、柴胡、白芥子、竹瀝、薑汁。血用當歸、赤芍、桃仁、紅花、柴胡、官桂、香附、沒藥。如肝火作痛者，加黃連、龍膽草。如食積作痛者，加麥芽、砂仁。

〔注〕①脇：音協。從腋下到肋骨盡處的部分叫作脇。

頭風有左右之分

頭居一身之上，當風寒之冲，一有間隙，則風邪乘虛而入。如血虛而風邪乘之，則左邊痛。如氣虛而風邪乘之，則右邊痛。脈浮滑者易治，短濇者難治。方以川芎茶調散爲主，血虛加熟地、當歸，氣虛加黃芪、人參，有痰加半夏、南星，有熱加黃芩、石膏、風盛加天麻、蔓荊子，其法以加藥爲君，本方爲臣佐也。

川芎茶調散

川芎茶調散，荊芥薄荷白芷防風甘草，細辛羌活八味藥，頭風痛可安。都梁丸　治暴感風寒，頭强項直，不能回顧之症。俗云失枕痛，皆可治也。

香白芷二兩　研爲細面，煉蜜爲丸，如彈子大。每服一丸，細嚼，茶水或荊芥湯送下。

腰痛腎虛而或閃挫

腰者腎之府，一身之大關節也。如房勞過度則腎虛，閃挫則氣逆，負重損傷則血凝，睡臥濕處則受寒濕，此皆爲腰痛之因也。原其病形，各有分別。腎虛者，其痛悠悠不已，脈沉弦而大也。閃挫者，俯仰艱難，脈沉弦而實也。血凝者，痛如錐刺，日輕夜重也。濕熱者，小便黃而大便溏，脈沉弦而細數也。寒濕者，遇天陰及久坐而作痛者是也。腎虛用當歸、熟地、枸杞、牛膝、杜仲、茴香、知母、黃柏、續斷、獨活之類。閃挫用茴香、木香、川芎、官桂、砂仁、枳殼之類。血凝用歸尾、桃仁、紅花、蘇木、乳香、沒藥、肉桂、元胡、獨活之類。濕熱用茯苓、白朮、陳皮、防己、知母、防風、秦艽、羌活之類。寒濕用川芎、當歸、桂枝、附子、杜仲、牛膝、白芷、蒼朮、獨活之類。

腹痛寒氣而或食停

中脘痛屬太陰，臍腹痛屬少陰，小腹痛屬厥陰。綿綿痛而無增減者寒也。時作時止者熱也。痛甚欲大便，便後痛減者，食積也。痛有常處而不移動者，死血也。痛時小便不利，得辛辣熱物痛暫止者，痰也。痛而腹中有塊起，急以手按便不見，惡心清水出者，蟲也。或先食熱物，後食寒物，而作痛者，冷熱不調也。又有眞腹痛，痛時臍上青筋上貫於心者死，人中黑者死。脈細而遲者吉，脈大而疾者凶。治以平胃散加白芍爲主。寒加乾薑、附子、肉桂、吳茱萸之類。熱加白芍、黃柏。痛甚加炒乾薑。食積加檳榔、枳實、神麯、麥芽、山查、萊菔子之類以消之，甚者加大黃、肉桂以下之。死血加歸尾、桃仁、五靈脂、元胡索，類以活之，甚者加大黃、肉桂以下之。濕痰加南星、半夏、香附、茯苓、枳殼、木通之類。蟲痛加史君子肉、苦楝根皮。冷熱不調加芍藥、桂枝、大黃。

凡腹痛連於脇痛，手足冷，脈伏匿者，多是飲食痰飲填塞至陰，抑遏肝膽之氣。宜用燒鹽湯探吐。此木鬱達之之法。

平胃散見三十頁

痿症不足與濕熱

內經痿論的記載大義是：肺熱葉焦，卽皮毛虛弱急薄，而生痿躄[①]。心氣熱，則生脈痿，筋縱而不任地。肝氣熱，則爲筋痿，而宗筋弛縱。脾氣熱，則爲肉痿，肌肉不仁。腎氣熱，則爲骨痿，而足不任身。

痿症之因：或病後遠行；或產後起早；或斵喪[②]異常，立行房事，勞傷骨髓，以致兩足痿軟者甚多。治宜補精養血壯筋骨之劑。又必須戒絕房勞，庶獲全愈。起痿固眞丸主之。

如夏日濕熱盛行，感其濕熱之邪而成痿者，宜李東垣清燥湯。

一人嗜酒患痿。予謂酒者濕熱之物也，因酒成痿，與以清燥湯，良效。

起痿固眞丸

人參一兩　黃芪一兩　當歸二兩　牛膝一兩半　肉蓯蓉酒炙二兩　熟地四兩　川芎一兩　杜仲二兩　木瓜一兩　鹿角膠四兩酒炙

虎骨二兩醋炙 茯苓二兩 黃柏二兩酒炒 陳皮一兩 鹽知母二兩 熟附子五錢 麥冬二兩 五味子一兩 共爲細末，煉蜜爲丸。桐子大。每服百丸，酒下。或作煎劑亦可。

清燥湯

清燥四君蒼朮，陳皮黃芪澤瀉麥冬當歸，升麻柴胡黃連五味子葛根，生地神麴黃柏猪苓良。

〔注〕①躄：音必。兩脚有毛病叫躄。兩腿痿軟不仁不能行路叫痿躄。

②斲：音拙。斲喪：沉溺酒色，損害身體。

痹症寒濕與風乘

內經曰：「風、寒、濕三氣雜至合而爲痹①也。」風多則走注，寒多則掣痛，濕多則重着。痹者，猶閉也。風、寒、濕氣侵入肌膚，流注經絡，則津液爲之不清，或變痰飲，或成瘀血，閉塞隧道，故作痛走注，或麻木不仁。宜用通經止痛湯。

一婦人懷孕二月，遍身疼痛。醫者作痛風治，百藥不效。將一月矣。絕粒數日，麻木愈甚，發喘幾殆②，脈乍大乍小，面乍紅乍白，用左纏藤③一兩，河水二盅，煎服即瘥。

通經止痛湯④

通經止痛湯，南星威靈仙白芷黃柏蒼朮，川芎桃仁龍膽草神麯，防己桂枝紅花羌活。

〔注〕①痹：音閉。

②殆：音代。發喘幾殆：喘的幾乎要死。

③左纏藤：即忍冬藤。

④即朱丹溪得上中下通用痛風方。

四種遺精心腎不能既濟

遺精有四：有用心過度，心不攝腎失精者。有色慾太過，滑泄不禁者。有思欲不隨，精氣失位而出者。有久無慾事，精氣滿泄者，皆因心腎不接，水火不能既濟，以致有此。

一仁劉氏曰：夢中交合而泄精者，謂之夢遺，此神志不清也，二陳湯加人參、枳實、遠志、茯神、酸棗仁、辰砂、砂仁。或隨溲溺而出者，謂之精滑，此房事過多也，八珍湯加知母、黃柏、五味子、山茱萸、牡蠣、龍骨。

一少年游學，久無色慾，精出牽絲粘膩，雖不便溺，亦常有之。予曰：此名精滑，乃淫火動而精離。治宜清心滋腎健脾固脫，九龍丹治之而愈。

九龍丹

九龍丹九味，金櫻子山茱萸枸杞，蓮鬚芡實茯苓，石蓮子當歸熟地。

白鹿丸

白鹿治遺精，鹿角霜牡蠣均，生龍骨減半，酒糊作丸吞。

二陳湯見二十五頁

八珍湯見二十三頁

按：久無慾事精滿而泄者，不當以病論。

五般黃疸濕熱薰蒸而成

疸症有五，曰黃疸、黃汗、谷疸、酒疸、女勞疸。金匱要畧論之詳矣。丹溪曰：「疸不必分其五，同是濕熱，如盦麯相似[①]。」利水爲先，解毒次之。茵陳去疸湯主之。凡疸病腹滿臍突、手足心黃、寸口無脈，皆不治也。

茵陳去疸湯

茵陳去疸湯，黃芩黃連梔子蒼朮，猪苓青皮澤瀉，龍膽草水煎嘗。

〔注〕①盦：音安。覆蓋也。盦麯相似：是說黃疸發病的原因，和造麯時濕熱熏蒸日久發酵變色的道理一樣。

眩暈者無痰不作

靈樞經①曰：「腦爲髓之海。……髓海有餘，則輕勁多力，自過其度。髓海不足，則腦轉耳鳴，脛痠眩冒，目無所視，懈怠安臥。」丹溪曰：「無痰則不作眩，痰因火動。」予考眩暈者，皆由房勞過度，精去髓空，凡經勞動則火氣上炎，故頭旋目暗而暈倒矣。治當大補其腎，六味地黃丸加鹿茸、牛膝。內經曰：滋苗必固其根，此治本之法也。若夫胸中有痰，以致頭目眩暈，治以二陳湯爲主。挾風加菊花、天麻、川芎、羌活。挾寒加附子、乾薑。挾暑加香薷、扁豆連黃。挾濕加蒼朮、白朮、乾薑。人有吐血太過，與夫崩產脫血而暈者，宜獨參湯補之。乃血脫益氣之法也。

六味地黃丸

六味地黃丸，丹皮山藥煎，山萸茯苓澤瀉，熟地蜜爲丸。

二陳湯見二十五頁

〔注〕①靈樞經：是我國最古老的一部醫書，與素問合稱內經。

消渴者無火不生

消渴有三：上消者屬肺，多飲而少食，大小便如常。中消者屬胃，善飢多飲食，而小便黃赤。下消者屬腎，小便濁淋如膏，煩渴引飲，耳輪焦黑，小便頻數。能食者，必發癰疽背瘡；不能食者，必傳中滿腹脹。大抵三消，皆因火熱之氣煎熬臟腑，消爍血液也。治以四物湯爲主。上消加人參、五味、麥冬、花粉，煎成後兌入藕汁、人乳、生地汁，飲酒之人加生葛根汁。中消加石膏，以降胃火。下消加黃柏、知母、五味子，以滋腎水。

四物湯見二十三頁

不寐者痰火旺而血少

不寐有三：有痰在心經，神不歸舍，而不寐者，用溫膽湯加酸棗仁、竹瀝、薑汁。有病後虛弱而不寐者，六君子湯加黃芪、酸棗仁。有血少而不寐者，歸脾湯。又：不寐者，膽虛寒也，炒棗仁研末竹葉湯下。多睡者，膽實熱也，生酸棗仁研末薑茶湯下。

溫膽湯見二十六頁

六君子湯見二十頁

歸脾湯見一一六頁

多睡者脾胃倦而神昏

脾胃倦，則怠惰嗜臥。神思短，則懶怯多眠。六君子湯主之。

大便秘乃血液燥結

大便秘結者，乃津液少之故也。治當養血潤腸。宜四物湯加麻仁、杏仁之類。切不可妄用芒硝、大黃、巴豆、牽牛峻下之劑，戕[①]損眞陰，敗傷胃氣，反致大害。若夫胃氣先實，邪蓄腸內，則非下不可，而硝黃等藥又當必用也。

潤燥湯

潤燥湯九味，桃仁紅花當歸二地，甘草共大黃，麻仁升麻劑。

〔注〕①戕：音强。戕損：也就是損傷。

小便閉乃氣滯不行

東垣曰：小便不通，以渴與不渴而辨之，在氣在血而治之。如渴而小便不利者，邪在上焦氣分，宜清肺氣，瀉其火以資水之上源，清肺飲主之。如不渴而小便不利者，熱在下焦血分，宜除其熱邪，以滋膀胱腎水之下元也，通關丸主之。

一人小便不通，服諸藥不效。予曰：膀胱者，州都之官，津液藏焉，氣化則能出矣。今秘而不通者，氣之滯也。用大皂角炒焦研末，蜜丸，桐子大，白湯送下，七丸即愈。

清肺飲子

清肺飲猪苓澤瀉，木通車前子通草瞿麥，燈心扁蓄茯苓，煎調琥珀末。

通關丸（一名滋腎丸）

通關丸知母黃柏，各用二兩酒炙，肉桂只一錢，水送空心吃。

痔疾腸風濕熱所致

一仁劉氏曰：痔疾者，濕熱之氣所主也。如樹生菌物，必因濕熱而生。治宜凉血寬氣爲主。予嘗製一方，用條芩、黃連、秦艽、當歸、生地、荆芥、防風、甘草、青皮、枳殼、槐角、白朮、水煎服。外用冰片三厘、雄猪膽（用熊膽更好）三分、番木鱉一個、井水濃磨藥汁，敷之，卽日奏效，治驗頗多。

大便下血：淸而色鮮者，名曰腸風；濁而色黑者，名曰臟毒。糞前來者近血；糞後來者遠血。總用當歸和血散。

當歸和血散

當歸和血散，川芎白朮升麻，槐花青皮荆芥穗熟地，腸風病可輕。

烏梅丸

烏梅燒作炭，研末醋糊丸，空心米飲下，便血立能痊。

發斑癮疹風熱所乘

發斑者，皮膚之上有云頭紅片也。癮疹者，皮膚之間有點如蚤斑[①]之狀也。皆因風熱所乘。犀角消毒飲治之。大便秘結者，防風通聖散主之。

犀角消毒飲

犀角消毒飲，牛蒡子與防風，荊芥同甘草，紅斑頃刻空。

防風通聖散見六十頁

〔注〕①蚤斑：跳蚤咬的紅點。

耳聾者腎虛之故

耳者，腎之竅也。腎氣實則耳聰；腎氣虛則耳聾。此大概言之也。其實手少陽三焦、足少陽膽二經之所過。故有氣厥而聾，有挾風而聾，有勞傷而聾者，必因其症而治之。腎虛者四物湯加枸杞、蓯蓉、知母、黃柏、菖蒲、柴胡。氣聾者二陳湯加香附、木香、黃芩、龍膽草、柴胡、菖蒲。風聾者九味羌活湯加柴胡、菖蒲。勞聾者補中益氣湯加遠志、菖蒲。

四物湯見二十三頁

二陳湯見二十五頁

九味羌活湯見五十二頁

補中益氣湯見五十四頁

目疾者肝火之因

張子和曰：「目者，肝之外候也。肝主目在五行屬木。然木之爲物，太茂則蔽密，太衰則枯瘁[1]。蔽密則風不疏通，故多摧拉。枯瘁則液不浸潤，故無榮華」。又曰：「聖人雖言目得血而能視，然血亦有太過、不及也。太過，則目壅塞而發痛。不及，則目耗竭而失明。大抵年少之人多太過，年老（瘦弱）之人多不及」。大法實者瀉之，虛者補之。治目用劑之法：散風用防風、荆芥、羌活、白芷、蔓荆子、菊花、薄荷之類。清熱用黃芩、黃連、梔子、黃柏、連翹、知母、膽草之類。養血用當歸、川芎、白芍、生地、熟地、枸杞、夏枯草之類。理氣用香附、枳殼、青皮、檳榔、白豆蔻、蒼朮、甘草之類。補氣用人參、黃芪、白朮之類。退翳用木賊、蒺藜、蟬退、蛇退之類。明目用密蒙花、谷精草、青箱子、草决明、羊肝、柴胡之類。

〔注〕①瘁：音粹。疾病。枯瘁：枯萎發黃。

齒痛乃胃熱蟲蛀

齒者，腎之標，骨之餘也。腎實則齒固；腎虛則齒豁。其齒痛者，非干腎也，乃陽明經熱也。以清胃散治之。有氣虛而痛者，補中益氣湯加熟地、丹皮、茯苓、白芍。蟲蛀者，用川椒、燒石灰爲末，蜜丸，塞於蛀孔中卽愈。牙疳用五倍子燒灰，加龍骨末少許，擦之神效。

清胃散

清胃散用升麻黃連，當歸生地牡丹皮全，或益石膏平胃熱，口瘡吐衄及牙宣。

按：王孟英推玉女煎治胃火熾盛之齒痛頗有捷效。臨床經驗，以元參易熟地，其效尤速。謹附於後供讀者參考。

玉女煎

生石膏三至五錢 熟地三錢至一兩 麥冬二錢 知母一錢五分 牛膝一錢五分 水一盅半煎七分服。

喉痹乃火動痰升

喉痹者，乃喉咽閉塞不通也。曰乳蛾，曰纏喉風，名雖不一，其因則火與痰也。脈浮而微者不治。用藥之法：清熱用黃連、元參、山豆根、燈心。解毒用射干、牛蒡子、甘草。消痰用貝母、花粉、茯苓、桔梗、枳殼。滋陰用白芍、生地、黃柏、知母、竹瀝。

一少年值天氣暴熱，遠行而歸，忽咽喉閉塞不通，面熱滾淚。予謂暴病屬火，怪病屬痰。以辰砂五分、白礬二錢爲末，冷水調下，頃刻而愈。又治一痰症不語者，藥下即語，亦此方也。

鼻塞者肺氣之不利

鼻者肺之竅。鼻塞有二症：鼻塞不聞香臭，或但遇寒月多塞，或畧感風寒而塞者，是肺經素有火邪，火甚則喜熱而惡見寒，故遇冬便塞，遇風便發也。若一時感風寒而鼻塞聲重者，自作風寒治。大抵鼻之爲病，除傷風鼻塞之外，皆由火熱所致，俱用清熱之藥也。

辛夷散

辛夷散里藁本防風，白芷升麻與木通，川芎細辛甘草茶調服，鼻生瘜[1]肉此方攻。

蒼耳散

蒼耳散中用薄荷，辛夷白芷四般和，葱茶調服疏肝肺，清升濁降鼻淵瘥。

〔注〕①瘜：音息。瘜肉：鼻痔。

口瘡者脾火之游行

口者，脾之外候也。脾火上行，則口內生瘡，瀉黃散治之。黃連、乾薑爲末敷之。有虛火上炎，服凉藥不愈者，理中湯從治之。心熱則口苦，瀉心湯治之。脾熱則口甘，瀉黃散治之。肺熱則口辣，瀉白散治之。腎熱則口鹹，滋腎丸治之。肝膽實熱則口酸而苦，宜柴胡、龍膽草、青皮、黃芩之類。胃虛熱則口淡，宜補中益氣湯。唇燥裂生瘡者，脾血不足也，宜歸脾湯。

瀉黃散

瀉黃甘草與防風，石膏梔子藿香充，炒香蜜酒調和服，胃火口瘡並見功。

瀉白散

瀉白散桑皮地骨皮，甘草粳米四般宜，人參茯苓知母黃芩皆可入，肺熱喘嗽此方施。

滋腎丸（即通關丸）見一四四頁

理中湯見四十七頁

瀉心湯見四十六頁

補中益氣湯見五十四頁

歸脾湯見一一六頁

女人經水不調皆是氣逆

丹溪論經水之大義是：經水者陰血也。血爲氣之配，因氣而行。經水來而成塊者，氣之凝也。將行而痛者，氣之滯也。經後作痛者，氣血俱虛也。色淡者，多痰亦虛也。錯經妄行者，氣之亂也。紫者，氣之熱也。黑者，熱之甚也。凡經候不調者，悉以四物湯爲主。

一仁劉氏用藥法：補氣用人參、白朮、黃芪、甘草。補血用當歸、川芎、白芍、熟地、艾葉、阿膠、蒲黃炭。氣滯用陳皮、香附、烏藥、莪朮、青皮、枳殼、砂仁。血滯用紅花、桃仁、歸尾、丹皮、牛膝。清熱用柴胡、黃芩、知母、黃柏、黃連、生地。温經用乾薑、附子、肉桂。定痛用砂仁、元胡。去痰用南星、半夏。止澀用赤石脂、伏龍肝。

四物湯見二十三頁

寡婦心煩潮熱多是鬱生

寡婦獨陰無陽，多有抑鬱之症，乍寒乍熱，食減形瘦，宜用越鞠丸以開其鬱，逍遙散以調其經。

越鞠丸見七十三頁

逍遙散

逍遙散用當歸芍藥，柴胡茯苓白朮甘草加薄荷，散鬱調經功最捷，調經丹皮梔子合。

帶下砂淋由於濕熱

帶下之狀，如涕之稠粘，與男子遺精同也。治當清心補養爲主。砂淋之狀，如水之淡薄，與男子白濁同也。治當清熱燥濕爲主。

婦人無病單下白者，是濕熱下注也。婦人久病，赤白並下，是氣虛下陷，用歸脾湯、補中益氣湯治之。

一婦人年五十，患白砂淋，兼胸膈不寬。予以越鞠丸一料，二症全愈。

越鞠丸見七十三頁

歸脾湯見一一六頁

補中益氣湯見五十四頁

血山崩漏爲損任冲

崩漏[①]之病，爲損於冲任之脈。蓋冲脈爲十二經之血海，任脈爲生養之元氣。因損此二脈，故血妄行。初起屬實熱，宜清熱也。稍久屬虛熱，宜養血而清火也。日久屬虛寒，宜温經而補血也。

清熱：黃芩、黃連、黃柏、知母、生地、麥冬。

補血：當歸、川芎、白芍藥、熟地、艾葉、阿膠、蒲黃炭。

補氣：人參、黃芪、甘草、白朮。

調氣：陳皮、香附、砂仁。

升陽：羌活、獨活、防風、升麻、柴胡。

止澀：赤石脂、伏龍肝。

附：中醫師錢祺光對血崩初起脈數大者，以丹梔逍遙散加地榆苦酒煎（好醋二至四兩同煎）。病久脈虛者，用歸脾湯加地榆苦酒煎，收效迅速。學其法者，無不應手取效。特附於此，廣爲介紹。

〔注〕①崩漏：忽然大量下血叫崩，日久淋瀝不斷的叫漏。

胎孕不安治有二理

安胎之法有二：有孕母有病，以致胎氣不安者，但治母病，其胎自安。有胎氣不安，以致孕母有病者，但安胎氣，其病自愈。

膠艾四物湯

漏血膠艾湯，川芎芍藥當歸，地黃兼甘草，胎動即安康。

紫蘇飲

子懸[1]紫蘇飲，川芎當歸芍藥陳皮，腹皮人參甘草，脹滿即時寧。

子淋散

子淋[2]散麥冬，竹葉腹皮赤苓，燈心木通甘草，溺澀即時行。

羚羊角散

子癇[3]飲羚羊，川芎當歸薏米茯神木香，酸棗仁防風甘草獨活杏仁，五加皮生薑。

竹葉湯

子煩④飲茯苓，防風與麥冬，黃芩同竹葉，寤寐即安寧。

茯苓湯

子腫⑤飲甘草茯苓，川芎當歸白芍熟地黃芩，麥冬梔子厚樸澤瀉，白朮水煎吞。

李氏天仙籐散

子氣用天仙藤，陳皮香附煎，紫蘇與烏藥，木瓜甘草薑煎。

一婦人有孕二月患惡阻，予用二陳湯加當歸、白芍、黃連、白朮、竹茹、烏梅即愈。

一婦人有孕三月患心痛，予用食鹽一錢（炒赤）、大棗十四枚（炒黑）研末，酒下即愈。

附：保產無憂湯

傅氏女科產後篇補集載有：未產能安，臨產能催。偶傷胎氣，腰疼腹痛，甚至見紅不止，勢欲小產，危急之際，一服即愈，再服全安，臨產時橫生逆下，服之奇效。

當歸 川芎 兎絲子各錢半 厚樸酒浸 酒芍各二錢 枳殼 羌活各八分

貝母 芥穗 黃芪各一錢 艾葉 炙草各五分 鮮薑引

樂天按：廿五年前余妻懷孕三月，肩荷重物，雨路滑跌，傷胎。腹痛難忍，翻滾床上。予以此方按原分量服之，片時即安，兩劑全愈。

中醫師鄒書香，世傳婦科，對胎前產後產中等疑難大症，經驗豐富。其數世家傳經驗，當橫生逆產胎兒先露手足者，急以此方予之，片刻則胎兒手足自然收回。然後再服催生方劑，無不子母兩全，故此方又名子母兩全湯。

〔注〕①孕婦胸膈脹滿，叫子懸。

②孕婦小便頻數淋瀝作痛，叫子淋。

③孕婦無故突然倒地，抽搐不省人事，少刻又如好人一樣，叫子癇。

④孕婦沒有別的病，時時感覺心煩，叫子煩。

⑤孕婦遍身浮腫，叫子腫。僅自膝至足浮腫的，叫子氣。

產後發熱原有七因

一仁劉氏曰：產後發熱原因有七，有去血過多而發熱者，有惡露不行而發熱者，有感冒風寒而發熱者，有過傷飲食而發熱者，有蒸乳而發熱者，有乳膨而發熱者，有早起蓐[1]勞而發熱者。必詢問其因、診切其脈。如去血過多者，六脈必虛，宜益氣養營湯。惡露不行者，腹中必痛，宜黑神散。感冒風寒者，必兼頭痛，宜五積散。過傷飲食者，胸膈不寬，宜消食飲。蒸乳發熱者，乳汁不通，宜通乳湯。乳膨發熱者，無人飲乳，用炒麥芽五錢研末，米飲送下。起早蓐勞者，腰胯作痛，宜猪腎飲。大抵產後用藥，必須温暖，使惡露疏通，大補氣血爲主，雖有他症，以末治之。

益氣養營湯

益氣養營湯，人參黃芪白朮當歸，芍藥川芎陳皮熟地，甘草茯苓幫。

黑神散

黑神散熱地黃，蒲黃炒黑薑，赤芍當歸尾肉桂，炙草黑豆炒香。

五積散

五積陳皮蒼朮白芷，麻黃桔梗茯苓，桂枝乾薑半夏，枳殼厚樸芍藥當歸川芎。

消盦飲

消食飲山查，青陳皮神麯麥芽，蒼朮茯苓甘草枳實，厚樸與木香砂仁。

通乳湯

通乳湯通草，猪蹄川芎甘草，山甲一同煎，服下涓涓到。

猪腎飲（又名石子湯）

蓐勞猪腎飲，白芍與當歸，粳米香豉入，葱白也相隨。

〔注〕①蓐：音辱。

古籍書局已出版書目

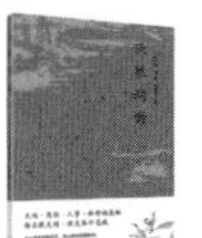

｜《漁樵問對》
｜古籍書局
｜定價：HK$58

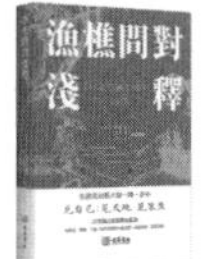

｜《漁樵問對淺釋》
｜古籍書局
｜定價：HK$68

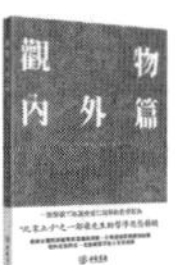

｜《觀物內外篇》
｜古籍書局
｜定價：HK$68

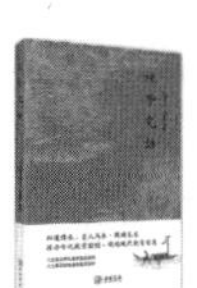

｜《村學究語》
｜古籍書局
｜定價：HK$68

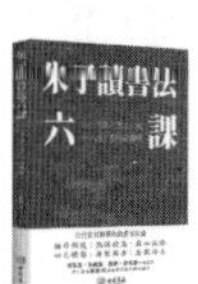

｜《朱子讀書法六課》
｜古籍書局
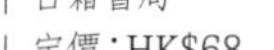
｜定價：HK$68

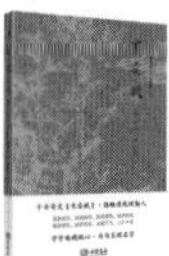

｜《寒窑賦》
｜古籍書局
｜定價：HK$58

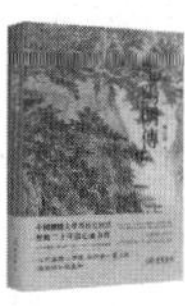

｜《王陽明傳》
｜古籍書局
｜定價：HK$78

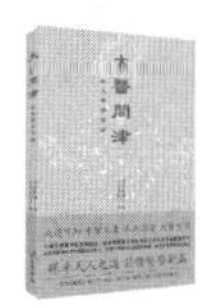

｜《大醫問津》
｜古籍書局
｜定價：HK$88

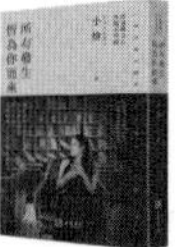

｜《所有發生，皆為你而來》
｜古籍書局
｜定價：HK$78

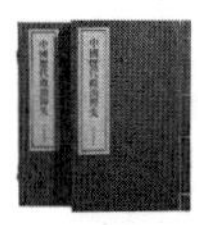

｜《中國歷代政治得失》
｜古籍書局
｜定價：HK$280

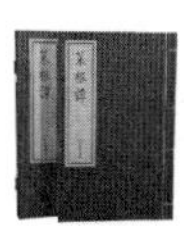

｜《菜根譚》
｜古籍書局
｜定價：HK$280

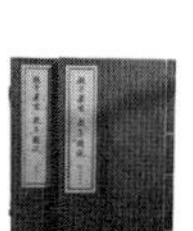

｜《教子要言教子圖說》
｜古籍書局
｜定價：HK$280

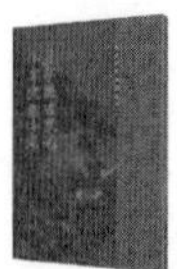

｜《三字經、百家姓、千字文、弟子規》
｜古籍書局
｜定價：HK$22

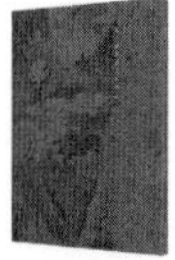

｜《大學　中庸》
｜古籍書局
｜定價：HK$28

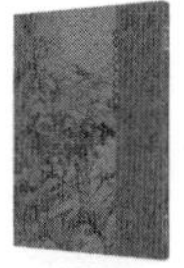

｜《論語》
｜古籍書局
｜定價：HK$58

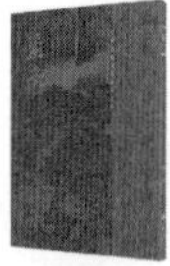

｜《孟子》
｜古籍書局
｜定價：HK$68

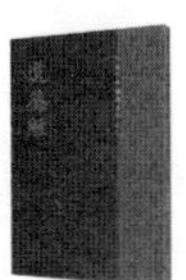

《道德經》
古籍書局
定價：HK$28

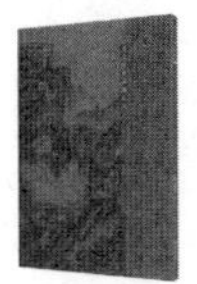

《了凡四訓》
古籍書局
定價：HK$32

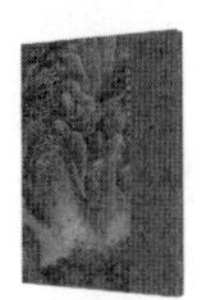

《聲律啟蒙》
古籍書局
定價：HK$28

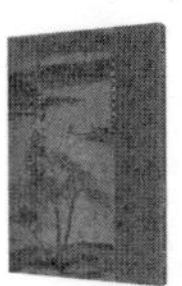

《笠翁對韻》
古籍書局
定價：HK$28

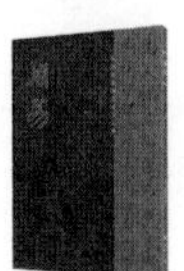

《周易》
古籍書局
定價：HK$58

《幼學瓊林》
古籍書局
定價：HK$58

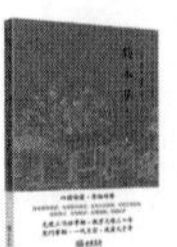

《錢本草》
古籍書局
定價：HK$58

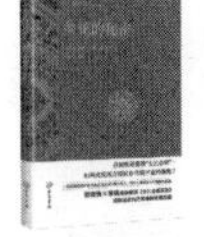

《金花的秘密》
古籍書局
定價：HK$48

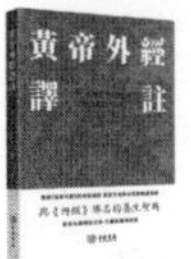

《黃帝外經譯註》
古籍書局
定價：HK$58

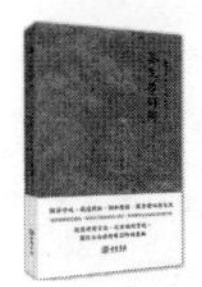

《養生導引術》
古籍書局
定價：HK$48

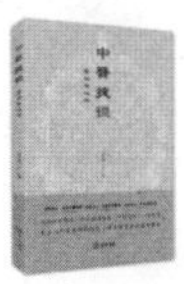

《中醫捷徑：醫學傳心錄》
古籍書局
定價：HK$48

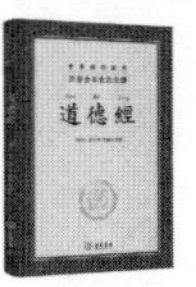

《注音全本全注全譯道德經》
古籍書局
定價：HK$58

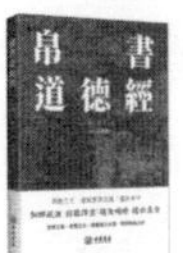

《帛書道德經》
古籍書局
定價：HK$58

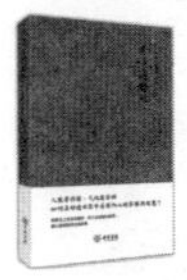

《老子清靜經》
古籍書局
定價：HK$48

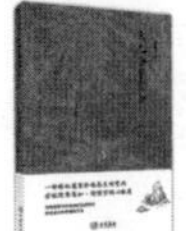

《太乙金華宗旨易解》
古籍書局
定價：HK$48